叱る・注意するだけの
指導から脱却しよう

教育担当者・指導者の
ための
"気づき"で導く
新人・後輩・部下
看護教育
リフレクション
入門

著　河野 秀一

MC メディカ出版

はじめに

　私が看護管理者を対象に看護マネジメントリフレクションの講義を始めて、10年以上の年月が経ちました。その間、若手看護師が行うリフレクションと、その支援をする教育担当者は、しっかりとリフレクションができているのだろうかという疑問をずっと抱いていました。そんな時、ある病院と看護協会から、教育担当者向けのリフレクション研修の依頼をいただき、そこで若手看護師に対するリフレクション支援が、必ずしもうまくいっていない現状を知りました。

　現場では、リフレクションという言葉が正しく理解されないまま、独り歩きしていました。そして、若手スタッフがリフレクションをしても、教育担当者のコーチングがうまくできていない実態がありました。「リフレクションは振り返り」と不十分な認識を持ち、面談の場でスタッフに「できなかった場面を振り返って指摘」をすれば、リフレクションを行ったと考える教育担当者が多かったのです。正しいコーチングではなく間違ったティーチング、すなわちこれまでと何ら変わらない「指導」になってしまっていたのです。そこには、リフレクション実施による「気づき」が生まれることはありません。そうした現状を目の当たりにし、正しくリフレクションを実施し、若手スタッフの支援ができ、効果的な人材育成につながるような教育実践と解説した書籍を作りたいとの思いから、今回、筆を取ったのが本書籍です。

　本書では、教育に関わるすべての看護職に正しくリフレクションについて理解をしてもらった上で現場で実践していただきたく、できるだけ具体的に書くことを心がけました。後輩指導、支援をどうしたらよいか悩んでいる教育担当者のために、なるべく多くの事例を挙げて解説しています。本書が、看護教育担当のみなさまのスタッフに対する正しいコーチングとリフレクション支援の一助となれば幸いです。

　最後になりましたが、企画から編集、校正まで的確なアドバイスをいただいたメディカ出版の猪俣久人さん、永坂朋子さんには、心より感謝を申し上げます。

2024年2月

河野　秀一

Contents

第1章

経験学習と
リフレクション

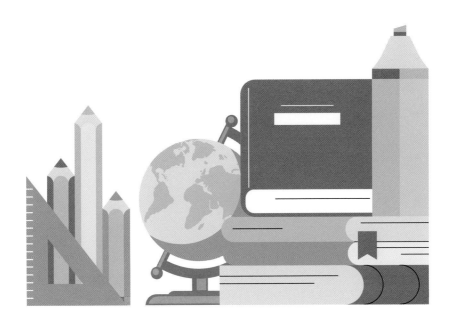

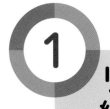

リフレクションの土台となる経験学習

1 リフレクションという言葉は知られるようになってきたものの…

　リフレクションという言葉が看護現場でよく聞かれるようになってきました。リフレクションという単語があふれていると言っても過言ではありません。ここまでメジャーな言葉になってはいるものの、「なぜ、何の目的でリフレクションを行うのか」と問われたら即答できる方はどのくらいいるでしょうか？

　もちろん、リフレクションという言葉の意味を知っていても、その詳しい内容・手法について正しく理解していることはイコールではありませんし、リフレクションを行うこと自体は目的ではありません。また、一般的に言われている「リフレクション＝振り返り」は、必ずしも正しくありません。

　さて、みなさんはリフレクションの概念やそのエビデンスについて、十分な理解をされているでしょうか？　振り返ってみると、わかっているようで実はわかっていないということは多々あります。理解が曖昧だった方は、ここで、あらためてリフレクションについて復習しましょう。まず初めに、リフレクションのベースとなる考え方である、「経験学習」について確認していきます（**図表1-1**）。

図表 1-1　学習モデルの3類型

第一の学習モデル：レクチャー（講師が講義をするスタイル）

> どうしても知識中心の詰め込み主義になりがちで、現実と乖離する傾向が強い

第二の学習モデル：体験学習

> 実務課題に基づいて作られた体験学習。新しい視点が生まれにくく、長時間拘束される

第三の学習モデル：経験学習

> 現場で起きている素材を使うためテーマは無限。短時間で行える

３つの学習類型

● 第一の学習モデル：レクチャー方式

　学習というと、一般的にはレクチャー方式が思い浮かぶでしょう。いわゆる講義──講師・指導者が、ほぼ一方的に話をするタイプがレクチャー方式です（**図表1-2**）。レクチャー方式の学習は、あらゆるケースで行われますが、その分野のことを初めて学ぶ人、すなわち初学者に特に有効です。小学校も、中学校も、高校も、そして大学も前半くらいまでの授業はレクチャー方式のはずです。

図表 1-2 講師が一方的に話をするレクチャー方式

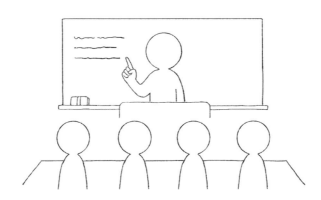

　初学者にとっては、まず知識を得ることから始めなければなりません。知識習得は何においても学びの基本のキといえます。レクチャーでは、当該分野で基本的なこと、原理原則を話していきますが、ともすれば際限がなくなり、詰め込みすぎになる傾向があります。

● 第二の学習モデル：体験学習

　講師のレクチャーのような音声や板書された文字からの学びよりも、体験がより深い学びになるケースがあります。それが、第二の学習モデルである「体験学習」です。体験学習は、実務課題に基づいて作られた体験を使うので、理解を得やすいという利点はありますが、一方で、新しい視点が生まれにくく、長時間拘束されるというデメリットもあります。病院でいえば、災害訓練などがそれにあ

たります。いくら言葉や文字で説明したとしても、実際に誘導経路を歩いてみる、非常階段を下りてみる、などの体験のほうがより理解が深まり、記憶にも残りやすくなります（**図表1-3**）。

図表 1-3 実際に体験することで記憶に残りやすくなる

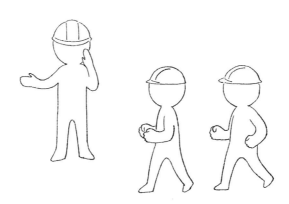

● 第三の学習モデル：経験学習

そして、第三の学習モデルが「経験学習」なのです。経験学習は、現場で起きている事象を素材として使うためテーマは無限にあります。また、過去の経験を思い出すだけでよいので、極めて短時間で行えるという特徴があります。

社会人の学習について、リーダーシップの研究で知られるモーガン・マッコールは、「経験だけでは成長することができず、経験と成長を結びつける触媒が必要。成長の主な触媒は、他者の成長を支援しようと思っている人が存在する環境」と述べています[1]。

要は、経験学習が優れているとはいえ、1人だけで経験学習を行っても成長にはつながらないのです。自分の経験の客観視が可能な第三者の存在がどうしても必要です。自らの経験を自分だけで振り返ろうとすると、無意識に主観が入り、どうしても客観視がしにくいものです。そもそも、自分が正しいと思っての行動ですから、自分自身では、ひとつの角度からしか経験を見ることができません。

1 モーガン・マッコール. ハイ・フライヤー —— 次世代リーダーの育成法. プレジデント社, 2002, 249.

経験学習はいろいろな角度から経験を捉える「客観視」が必須条件です（図表1-4）。

図表 1-4　経験学習には客観視が必須

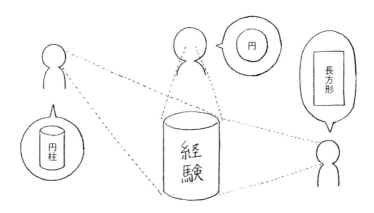

物事は角度によって捉え方が異なる

　現場で働く看護スタッフは、学習のための資源となりうる過去の経験の蓄えを有しています。学びを強化するためには、スタッフが持つ過去のたくさんの経験を可能な限り引き出して活用すべきです。学習の際に、こうした人々の過去の経験を無視することは、学習者を本質的に拒絶しているとも言えます。

　社会人の学習において、**教育担当はあくまで「対象者の学習を支援する」のが、その役割**です。**学ぶのはあくまで本人**です。言い換えれば、教育担当者からのティーチング[2]は最低限にして、可能な限りコーチングに徹することが重要なのだ、と言えます。本書では、常にそのスタンスを念頭に置いて読み進めてください。なお、リフレクションには、教育担当者自身が、自分の教育・指導を振り返るケースもあります。自身の教育実践を振り返るリフレクションは、同じ教育担当者どうしでグループを作って行います。

2　相手に具体的なアドバイスや自分の知識などを教えること。

図表 1-5 経験学習サイクル

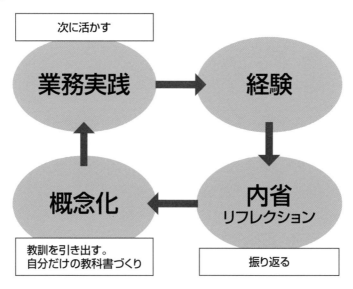

図表1-5に、経験学習のサイクルについて示しました。現場でさまざまな業務を実践していれば、いろいろな経験を重ねることになります。なかには、うまくいった経験もあればうまくいかなかった経験もあるでしょう。その経験を素材として、第三者とともに内省（リフレクション）していきます。

内省により、経験したできごとからの学びを概念化することができます。経験を内省すればするほど、いわば自分だけの教科書の内容が教訓・マイセオリーとして充実していくイメージです。このように、経験学習はリフレクションなくして語ることができないものなのです。

2　成長を促す経験とは

では、経験を内省するにあたって、どんな種類の経験がよいのでしょうか。「成長を促す経験」について**図表1-6**に示します。この中で、教育担当者に特に注目して欲しいのが、図表の一番下の「パフォーマンスに重大な問題を抱える部下に直面する」です。

どこの部署にも、成長の遅いスタッフはいると思います。教育担当者にとって、そうしたいわゆる**「困ったスタッフ」**と関わることは**「教育担当者としての**

成長」という観点からは、とてもよい成長の機会になるのです。困ったスタッフを一人前に育てあげられれば、それは、教育のスキルが高まった、腕を上げたと言えるでしょう。また、貴重な経験をさせてもらえると捉えることで「困ったスタッフ」への見方も変わるはずです。

図表 1-6　成長を促す経験

最初の管理経験	初めて人を管理する
ゼロからのスタート	何もないところから何かを築きあげる
プロジェクト	独立したプロジェクトと課題を単独であるいはチームで実施する
視野の変化	管理する人数、予算、職域が増える
ロールモデル	良きにつけ悪しきにつけ並外れた資質を持つ上司からの影響
事業の失敗とミス	失敗したアイデアや取引
部下の業績の問題	パフォーマンスに重大な問題を抱える部下に直面する

正しいリフレクションの仕方〜 リフレクションの基準・手順

1 リフレクションの進め方

　リフレクションについて理解できたところで、では、どのように進めればよいのでしょうか？　経験学習は、正しくリフレクションできるかどうかのカギとなりますので、ここで、しっかり確認しておきます。リフレクションが正しくできていないと、経験学習そのものができていない、ということになります。筆者が伺っている病院でも、リフレクションを「単なる振り返り」と捉えてしまい正しいリフレクションができていないため、思うような効果が出ていない例も散見されます。せっかくの努力が実を結ぶように、ぜひ、みなさんにはリフレクションの正しい基準・手順を身に付けていただきたいと思います。

リフレクションには手順がある

　手順も何も考えずにただ行き当たりばったりに振り返るだけでは、事実を正しく捉えられなかったり、表面的な見方に留まったりしてしまい、できごとの本質までたどり着ける確率は極めて低くなります。せっかくリフレクションの時間を設けても、有益な時間にならないのです。何かを達成できた・できなかったではなく、**「なぜできた・なぜできなかった」のかという分析、そして掘り下げるという論理的思考が常に必要**なのです。教育担当者は、この正しいリフレクションの仕方を意識しながら、スタッフの学習を支援していかなければなりません。

　まずは、リフレクションのプロセスを確認しておきましょう。基本は、**図表1-7**にあるGibbsのリフレクティブ・サイクルをその手順通りに進めることにつきます。

図表 1-7　リフレクティブ・サイクル

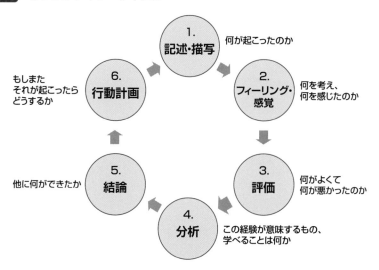

図表 1-8　新人・若手看護師が行うリフレクションと教育担当者・指導者が行うリフレクションの違い

	新人・若手看護師が行う リフレクション	教育担当者・指導者が行う リフレクション
内省対象経験	自身の看護ケアでうまくいかなかったこと（看護サービス）	自分が行った教育・指導でうまくいかなかったこと
経験の役割	学習の定着、促進（既知）	自分の教育資源に変える（未知）
問題発生時の主な原因	・知識の欠如 ・スキルの欠如 ・理解不足	・不適切なリーダーシップスタイル ・しくみがない、機能していない ・メンタルモデル ・スタッフとの関係性
ファシリテート・コーチングしてくれる第三者と必要とされる能力	・プリセプター、先輩、教育担当者、管理者（自分の指導者） ・看護スキル、知識、概念化能力	・同僚指導者など（自分の指導者ではない） ・概念化能力
当人と第三者との権限関係	勾配あり（自部署担当者）。指導する立場	勾配なし（他部署・同一役職）。指導はできない
コーチングスキル	指導者が答えに対する仮説をある程度持っていることが多く、傾聴・承認から、質問に行きやすい	話を聞いただけでは答え（真の原因）がわからず、概念化力がないと、傾聴、承認だけで終わりやすく、気づきに至らない
コーチング実施者のミスリード	指導者が、ティーチング、自責に追い込む、事細かに指導してしまい、気づきに至らず、自立を妨げる	あるある事例だと、客観視ができず同一視し、同調し、愚痴、他責で問題が解決できない
気づき・意味づけを阻害するもの	指導者の「教える」意識	スタッフに対する感情、先入観、思い込み、部署のローカルルール
ねらい・ゴール	課題解決による成長	問題解決による教育スキルの向上

先に述べたとおり、本書は、看護教育リフレクションとして、教育担当者がリフレクションを後輩指導に活かすための方法を解説するものです。そのリフレクションは、大きく2つに分けることができます。ひとつは、新人・若手・後輩スタッフが行うリフレクション支援、もうひとつは教育担当者自身のリフレクションです。両方とも基本は同じですが、異なるところを**図表1-8**に示しておきました。

　ここからは、リフレクティブ・サイクルの順番に沿って、それぞれのポイントとなるところを詳しく解説していきます。

● ①記述・描写——感情的な振り返りはNG

　リフレクションのスタートは、自身が経験した事実をその通りに「書く」ことです。これは教育担当者が書く自分の指導のリフレクションでも同じです。書くこと自体は決して難しいことではありません。スタッフのリフレクション支援においても、スタッフに「事実だけを再現ビデオのように書く」ことを支援します。ここで大切なのは、**できごとを事実と感情とに分けて事実だけを忠実に書く**ということです。すなわち、**「事実を感情的に振り返ってはいけない」ということが重要なポイント**になります（図表1-9）。

図表 1-9　できごとの事実と感情を切り分ける

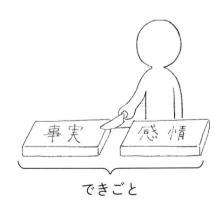

　誤解しないでいただきたいのが、リフレクションにおいて感情の振り返り自体は必要であるということです。しかし、順序としては２番目であり、事実とは区別して振り返ることが求められるのです。感情的にできごとを振り返ると、せっかくの事実に感情のフィルターがかかって正しく事実が捉えられず、適切な振り返りができなくなります。

　リフレクションの目的は「客観視」することです。事実に感情が入り込むということは、「主観」で事実を見てしまっていることにほかなりません。結果、経験を客観視することを妨げる原因ともなります。せっかく時間を取って行ったのに客観視できないリフレクションとなってしまっては、少々厳しい言葉ですが、その時間はまったく無意味なものになってしまいます。

　この感情を排するのに役立つのが、書くという行為です。「書く」ということは、頭の中にある記憶、経験を文字にすることです。言い換えれば、経験を可視化する作業とも言えます。経験したことを目で見ることができるようになれば、その時点で客観視ができる状態に変わるのです。そのため、単に「書く」だけでも客観視が可能となり、正しく記述・描写している最中に「気づき」が起きる人も多くいます。それくらい、事実と感情を分けることは大切なのです。コツとしては、自分の感情はいったん脇に置き、自分を第三者に見立て、できごとを俯瞰し、できごとを冷静に振り返ることです。

　たとえばグループでリフレクションを行う際に主観で振り返ってしまうと、第三者である聞き手・グループメンバーに、「あのスタッフはこんな困った人だ」などと不必要な先入観、悪感情を刷り込んでしまうことになります。ともすれば、せっかくのリフレクションの場が、そうした悪感情によって愚痴大会となってしまうことすらあります。聞き手があまりに共感しすぎてしまうと、聞き手までも客観視できなくなり、事実を正しく振り返ることができなくなるのです。

　教育担当者自身が行う看護教育リフレクションの記述・描写でも、陥りやすい間違いがあります。それは、できごとではなく「対象のスタッフのこと」を長々と書いてしまうことです。看護教育リフレクションにもかかわらず、自身が行った教育行動はほとんど書くことがなく、あのスタッフはここができなかった、こんな欠点があるということを記述・描写してしまっているのです。スタッフのことを書いている時点で、これは自分の行動の振り返りとなっていません。実は、

こうしたことは極めて多くの"看護教育リフレクション"で起きています。困った
スタッフに振り回されて一言物申したい気持ちはわからないではありませんが、
それをリフレクションに持ち込んでしまっては、当然ながらうまくいくわけはあ
りません。それでいて、「リフレクションがうまくいかない」と嘆く看護職はた
くさんいます。

　みなさんの教育・指導の結果は、スタッフに現れます。池に石を投げれば、池
に波紋ができます。石を投げるという行為の結果が波紋となって表れているので
す。投げたのは自分自身です。波紋という事象ではなく、投げた行為自体を振り
返らないといけないのです。教育担当者であれば、「●●がまだできてないス
タッフAさん。でも、その原因は自分にある」と、まずは、しっかりとその役割
と責任を自覚しなければなりません。また、前述した通り、リフレクションの場
で、長々とできないスタッフのことを話す人がいます。それは、自分の教育行動
のまずさ・下手さを間接的に述べていることにほかなりません。自責思考[3]で考
えれば恥ずかしいことです。でも、自分は正しいと思っている他責思考[4]の人は、
まったく恥と思わないのです。

　教育・指導担当者は、スタッフのことを語る前に、自分の教育・指導行動のど
こが悪かったのか、足らなかったのか、不十分だったのかを探らないといけませ
ん。成長しないことをスタッフのせいにしていては、自分の教育・指導力は向上
しません。むしろ、成長が遅い新人ほど、自分の教育・指導能力を伸ばすよい機
会であると考えるべきです。期待通りの結果が得られないのは、決して新人・ス
タッフが悪いのではなく、自分の指導に問題があると捉えましょう。どんな場合
でも、管理者も含めて**教育担当者は他責ではなく、自責で考えなければならない**
のです。

　残念なことに、「去年までの新人は順調に育っていったのに、今年の新人は、
半年たっても、〇〇ができない、夜勤もできない」などとリフレクションする教
育担当者が実に多くいます。現場で起きていることは結果です。教育担当者であ
れば、「新人が育たない」のではなく、「自分が育てられていない」と自責で考え

3　何らかの問題が生じたとき、自分にその責任や原因があると考えること。
4　何らかの問題が生じても、その原因は自分以外にあると考えること。

て、自身の教育・指導行動を記述・描写して、振り返り、掘り下げていかなくてはならないでしょう。

　去年と同じ教育プログラム、同じ指導方法で育たないのであれば、「ほかに」という水平思考[5]や「そもそも」という立体思考[6]をして、違う育成方法を教育担当者が考えて実行すべきでしょう（**図表1-10**）。過去の成功体験は、アンラーニング[7]してください。たった１年であっても、その１年でさまざまなものが変化しているのです。役割を与えられた以上、育成する責任が教育担当者にはあります。繰り返しに成りますが、リフレクションは、「自分の教育行動の事実を忠実に書くこと」がスタートとなりますので、しっかり実行してください。

図表 1-10　同じ指導方法が通用しなければ異なる育成方法を実行する

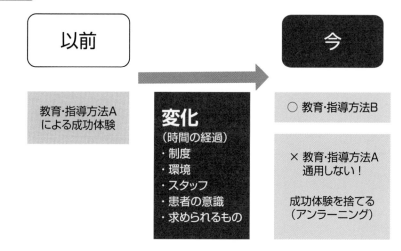

● ②フィーリング・感覚——できごとについての感情

　リフレクティブ・サイクルの２番目が、フィーリング・感覚となります。ここでは感情について振り返ります。経験したできごとについて「イライラした」「怒りを感じた」「焦っていた」など記述・描写で捉えたできごとの際の感情を振り返ります（**図表1-11**）。これは、できる限り事実に続けて書いていくとよいで

5　自由に思考の幅を拡げて解答を探す思考法。

6　水平思考やロジカルに考える垂直思考などを組み合わせた思考法。

7　学習棄却。不要となった既存の知識を捨て、新しく学び直すこと。

しょう。文字にすることで、そのできごとに対する感情の客観視ができます。

図表 1-11 できごとの際に感じた感情を振り返る

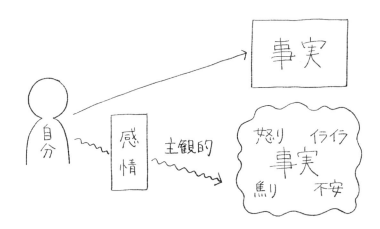

　感情のみを単独で振り返ると、その時の気持ちと今の気持ちを比較することができます。加えて、感情をさらに掘り下げることもできます（**図表1-12**）。感情は、一次感情[8]と二次感情[9]に分けることが可能です。特に「怒り」は代表的な二次感情であり、一次感情が隠されてしまいます。怒りの感情の奥底には、悲しさや寂しさが隠れていることが多くあります。

　不満とは「満たされず」という意味です。スタッフに「できるだろう」と期待したのに、できないと期待が満たされないため、「不満」につながるのです。「期待」の裏返しが「不満」です。欲求不満で怒るということは、「期待」がその背後にあることを意味し、奥底には寂しさが隠れていると考えられます。

8　喜びや悲しみなどの基本的な感情。
9　複数の一次感情が絡み合った複合的な感情。

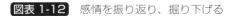

図表 1-12 感情を振り返り、掘り下げる

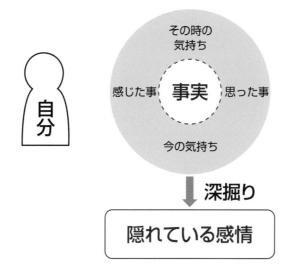

● ③評価――他者と一緒に行う

　記述・描写とフィーリング・感覚の振り返りは一人でも可能です。しかし、リフレクティブ・サイクルの3番目である評価と次の分析は、両方あわせて他者とともに行います。この段階では、「何がよくて何がよくなかったのか」を評価します。同時に、問題は何か、大事なことは何かなども振り返るとよいでしょう。

● ④分析――思考法の活用が重要

　リフレクションの良し悪し、質を決めるのが、この「分析」です。リフレクションの成否は、聞き手側がどれだけよい分析ができるかにかかっています。ただ傾聴しているだけではリフレクションとは言えません。しっかりと分析しなければいけないのです。

　分析では、さまざまな思考法を活用することとなります。語られたできごとはなぜ起こったのかという「直線思考」、ほかにやり方はなかったのかを確認する「平面思考」、そもそもなぜこのようなやり方でやったのかという「立体思考」をしていきます（**図表1-13**）。また、場合によっては、仮説を立てたり、俯瞰して考えたりします（**図表1-14**）。真の原因を探るには概念化スキルも必要です。さまざまな角度からできごとを捉え、全体像を明らかにしたうえで、できごとの原因を探っていくのです。

図表 1-13 直線思考・平面思考・立体思考

	直線思考	平面思考	立体思考
次元	1次元	2次元	3次元
考え方	縦（垂直）	縦／横（水平）	縦／横／高さ+時間
構成思考	構成思考	ラテラル	クリティカル
疑似名称	虫の目思考	鳥の目思考	魚の目思考
視点	ミクロ	マクロ	トレンド
特徴	論理的	創造的・革新的	批判的・懐疑的
一言表現	正しく考える	正しく発想する	正しく疑う
意味	順序立てて見る	高い視野から広く見る	流動する変化を見る
発想	なぜ?	ほかに	そもそも

図表 1-14 仮説・俯瞰・抽象的に思考する

	仮説思考力	俯瞰思考力	抽象化思考力
一言で言うと	・結論から考える	・全体から考える	・単純に考える
メリット	・最終目的まで効率的に到達する	・思い込みを排除し、コミュニケーションの誤解を最小化する ・ゼロベース思考を加速する	・応用範囲を広げ、一を聞いて十を知る
プロセス	①仮説を立てる ②立てた仮説を検証する ③必要に応じて仮説を修正する （以下、繰り返し）	①全体を俯瞰する ②切り口を選択する ③分類する ④因数分解する ⑤再度、俯瞰してボトルネックを見つける	①抽象化する ②モデルを解く ③再び具体化する
キーワード	・逆算する ・少ない情報で仮説を立てる ・前提条件を決める ・限られた時間で答えを出す	・誰もが共有できる座標軸で語る ・全体を俯瞰してから部分へ視点を移動させる ・適切な切り口（軸）を設定する ・もれなくダブりなく分解する	・具体化レベルと抽象化レベルを往復して考える ・枝葉を切り捨てる ・アナロジー（類推）で考える

　評価と分析においては、語り手のできごとを、グループメンバーがいかにさまざまな角度から見ることができるかがカギを握ります。語り手が抱えるもやもやしている経験は、どうしても主観、自分に都合のよい見方しかできません。そのため、どうすればよかったのかがわからずに、現在までもやもやが残っている状態なのです。それを他の角度から光を当てられるかどうかで、語り手に気づきが起きる・起きないかが決まります。原因らしきものが見えてきたとしても、さらに、その奥底に真の原因が隠れているかもしれません。また、原因は複数あるかもしれません。したがって、原因はこれだと軽々に決めつけずに、さらになぜ、なぜ、ほかにはと一緒に深く掘り下げていくことが必要なのです。

　仮に、「入職してある程度の時間がたったのに全然成長していないスタッフ」、とスタッフのせいにした他責のリフレクションであっても、深く掘り下げていくと問題が明らかになることもあります。なぜ、なぜと深く掘り下げることで、「昨年通りに教育すれば今年も同じように育つだろう」と思い込んでいた教育担当者である自分がいた、という事実が明らかになったりします。思い込みから、今年の新人は困ったものだと他責にして何もしてこなかった自分にたどり着き、真の原因が自分にあったことに気づくこともあります。深く掘り下げることで自責にたどりつくわけです。

　筆者は、こうした分析のフレームワークとして氷山モデルを利用しています。その構成要素として、できごとの原因となりうる可能性の高いものを通常見えていないことの着眼点として挙げていきます（**図表1-15**）。

図表 1-15　分析手法としての氷山モデル

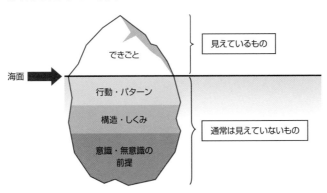

具体的には**図表1-16**のような着眼点で分析を行っていくとよいでしょう。

図表 1-16 できごと（経験した事実）を分析する着眼点

行動・パターン	自分のリーダーシップスタイル
構造・しくみ	ルールやしくみ、スタッフとの関係性
意識・無意識の前提	思い込み、価値観、先入観、ローカルルール、固定観念、信条、仮説、偏見

　氷山モデルの海面下の要素は、通常は見えていない領域のものです。それをグループメンバーとの分析で可視化、客観視できるようにしていくのです。できごとを丸裸にしていくイメージです。自責の観点においても、これらの着眼点で正しく分析・可視化ができないと原因にはなかなかたどり着けません。

　評価・分析の場面では、対象のスタッフのできないことや「人となり」ばかりに目が行き、自身の教育行動ではなく、スタッフについて議論をしてしまいがちです。これらの着眼点で検討することで、対象者のできないことばかりを話すことを避けることができます。スタッフではなく自分自身の行動に目が行けば、おのずと気づきも起こりやすくなります。

・行動・パターン～リーダーシップスタイル

　行動・パターンにおいては、できごとにおける語り手のリーダーシップスタイルを分析します。リーダーシップ理論は、この世に数多く存在します。どれがよいとか悪いとかはありません。教育担当者としては、おおよそどのような理論があるかを知っておくことが重要です。そして、このできごとについて、どのようなタイプかわかるだけでも十分です。極論すれば、自分でさまざまなタイプを命名できるのであれば、特に理論について知る必要もありません。ただ、そうはいっても、いきなり、この人は〇〇のタイプとカテゴライズできる人はいないでしょうから、既存のリーダーシップ理論を知っておくことが重要です。代表的な理論を**図表1-17**に示しておきます。

　リフレクションしたできごとについて、自分のリーダーシップはどのような型やスタイルにあてはまるのかを考えることで、自然と自分の行動を客観視できるようになります。教育・指導がうまくいかない場合のリーダーシップは、スタッ

フに関わっていない「放任型」だったり、あつれきを避けてしまう「関係重視型」だったり、自分の言うとおりに行動させる「指示的」「強制型」であるケースが多く見られます。自分本来のリーダーシップスタイルをとってもうまくいかない場合もあれば、普段はとらないリーダーシップを無意識に使っているケースもみられます。筆者が院内で行う看護教育リフレクション研修会では、自分のリーダーシップスタイルを知ってもらうための診断テストをしてもらっています。**自分を知ることは、マネジメント・教育指導において、極めて重要なこと**だと考えるからです。

　どんな状況でも、どんな相手でも有効な唯一絶対と言えるようなリーダーシップスタイルはこの世には存在しません。だからこそ、**状況に応じて、対象者に応じて、自分が通常発揮しているリーダーシップスタイルとは別のタイプのリーダーシップスタイルを意識的に使っていく必要がある**のです。教育指導者は、いわば女優のように場面場面で、リーダーシップを使い分けていかねばならないのです。新人には事細かに教える指示的リーダーシップ、ベテランやスペシャリストには委任型、急変時や緊急時には強制型、何かを決めるときは民主型などが一般には適しているとされます。指導者・管理者であれば、常に「チェンジ・ザ・リーダーシップ」を意識しておくべきことと言えるでしょう。

図表 1-17 代表的なリーダーシップ理論

リーダーシップ理論	リーダーシップスタイル
SL理論	指 示 的
	説 得 的
	参 加 的
	委 任 的
レヴィンのリーダーシップ類型	専 制 型
	民 主 型
	放 任 型
PM理論 P=パフォーマンス（成果） M=メインテナンス（維持）	Ｐ Ｍ 型
	Ｐ ｍ 型
	ｐ Ｍ 型
	ｐ ｍ 型
EQリーダーシップ	強 制 型
	ビジョン型
	関係重視型
	民 主 型
	先 導 型
	コ ー チ 型

・構造・しくみ

　うまくいかない指導場面では、ルールがない、しくみがないケースがよくみられます。「新人教育プログラムはあるけど、うちの看護部には２年目のプログラムがない」「補助者にタスク・シフトをしようと思ったけど、補助者向けの教育プログラムがない」。こうした言葉はいろいろなところで耳にします。また、「以前に策定したルールはあるけど、今はあまり使われていない・明文化されていない・誰も知らない」というケースもあります。また、何か新しいことを始めると

きに、しくみが不十分であるケースもよく見られます。

　構造・しくみでは、語り手と対象者の関係性についても分析します。自分より年齢が上の先輩への指導場面でうまくいかない典型は、「手順通りにやっていないけど、先輩看護師には注意しづらいために言えていない」です。部署に環境、特に心理的安全性[10]が担保されていない職場では、この言えない・言わないケースは頻繁に出てきます。関係重視型リーダーシップですと、「言えない」ことが、より顕著に表れます。

　筆者はいろいろなリフレクションを聞いていますが、キャリアの長い、管理者よりも年上の先輩は、年下スタッフから何も言われないことに実は寂しさを覚えていたというケースによく遭遇します。ベテランであっても、承認欲求はあります。先輩であっても、実は「言ってほしい」と思っているのです。後輩である管理者が指摘すると、先輩から「言ってくれてありがとう」と感謝されたというケースもありました。キャリアが長くなると、だんだんと誰からも何も言われなくなるものです。そのことに寂しさを感じていても、自分からは「思うことがあれば言ってほしい」とはなかなか言えないものです。

　私がかかわった、ある中堅看護師のリフレクションでは、リーダーを務めた際は、「後輩が何か訊いてきたら対応する」という例がありました。一見、「訊かれるまで対応しないなんて、責任感のないリーダーだ」と思うかもしれません。しかし、その中堅看護師は普段から、後輩スタッフからわからないことがあっても、何も訊かれることがなかったのです。その中堅看護師には、わからないことは頼ってほしいという気持ちが奥底にあったのです。聞くと、尋ねられたら極めて丁寧に教えるタイプの人なのに、その後輩も含めて他のスタッフからは頼られることがほとんどなかったそうです。「何か訊いてきたら対応する」というのは、言外に「わからないことがあればちゃんと教えるから、どんどん訊いてきてほしい」という思いがあったのでしょう。この態度は、承認欲求の裏返しだったのです。

10　自分の意見、考えを率直に組織のどのメンバーにも言え、安全な場所であるとメンバーの間で共有された状態。

切磋琢磨という言葉がありますが、お互いが磨き合うような職場環境が一番よいのです。あつれきを避ける「関係重視型」のリーダーシップを持つ人は、先輩には何も言わないケースが多く出てきます。それは、決して部署のためになりませんし、ひいては、患者さんのためになりません。教育担当者という役割に求められることを考えれば、相手が先輩、ベテランであっても、アサーティブな態度をもちながら何でもしっかり言えるように主張しなければならないのです。こうしたことができるようになるためには、普段からの関係性構築が重要なのは言うまでもありません。

・意識・無意識の前提

　組織にはいろいろな価値観を持った人が集まっています。性格的に合う・合わないということも生じます。従って、リフレクションをする際に、ある対象者に対してレッテル貼りをしてしまうことは、誰しも多少なりともあるものです。ただし、それが悪感情である場合、正しくできごとを捉えられないばかりか、そのレッテル貼りが問題の原因のひとつとなってしまうケースがあります。「あの子は、いつもこうだ」「こうすべきなのにやらない」「うちの部署ではこれが当たり前なのにやらない」。こうした形で意識・無意識の前提が出てきます。そして、一番気づきが起きにくいのも、この「自分の前提」なのです。

　部署にあるローカルルールも、この意識・無意識の前提に含まれます。「うちは、昔からこうやってきた」ということは多かれ少なかれ、組織にはあるものです。基準・手順にも書かれていない、マニュアルにもないことが、伝統のようにずっと部署で行われていることがあります。みなさんが部署異動をされた時に、「この部署ではこんなことをやってるのか…」という思いを持たれた経験はないでしょうか？　これがローカルルールです。ローカルルールが原因で、問題が起こるケースがあります。昔は正しかったのかもしれませんが、今では何のエビデンスもないことが、ローカルルールとして、ずっと行われていることはよくあります。そして、そのことについて誰も疑問を投げかけず、何も言わないがために、ずっと続けられているのです。これらは、かなり意図的に、客観的にあぶり出すようにしないと、見つけることができません。

　このように分析にあたっては、さまざまな見方、考え方、思考法が求められるため、複数の第三者の存在が不可欠です。そして、質の高い分析とするには、グ

ループメンバーに、これらの分析スキル、思考法が求められます。ただ、これらのスキルはそんなに難しいものではありません。まずは、実際にやってみることです。繰り返すうちに慣れていき、自然に身についていきます。

● ⑤結論

　気づきが起きたら、最後にまとめていきます。できごとの真の原因、本質を明らかにしていきます。そして、他に何ができたのか、と、ここまでの話し合いを整理していきます。可能であれば、語り手とグループメンバーで、氷山モデルを作って書いてみるとよいでしょう。

　氷山モデルを使えば、起きていることの原因と結果、そして全体像がはっきりと見えてきます。そして、「ないもの」がわかるのです。一般的に、「その場にないもの」は見えないために、見つけることは容易ではありません。しかし、全体像を描いていくことで、ないものが見えてくるのです。

　なお、登場人物が語り手とスタッフの二者だけであれば、単純であるため、可視化せずともできごとの真の原因にたどりつくことが可能です。しかし、3人以上出てくるリフレクションですと、できごとが複雑になりますので、登場人物の関係性を可視化することが有効です。以下、事例を用いて可視化を解説します。

・・・

ほかのスタッフを否定する

　私は、今年度新しく外来に異動して教育担当となりました。スタッフＡは、「スタッフＢが働かない」「スタッフＣは全然ダメ」「私の知らないところで何でも決まってしまう」と訴えてきました。

　このようなことは、以前から時々あり、私は内心「ああ、また始まった」と思って耳を傾けていました。Ａの話を一通り聞きましたが、表情はこわばっていました。私の中では、「Ａは責任があることは避けてきているのに、よく人のことを言えるな」という思いもあり、「でもね」とスタッフＢ、Ｃの評価できる点を挙げました。

　そのうえで、具体的にＢ、Ｃの何がいけないかを問うと、「とにかくダメ」と言うばかりで、「あなたは何もわかってくれない、言っても仕方がない」と言い、それ以上会話は続きませんでした。

昨年度までは、余裕のある曜日にスタッフ全員で話し合いをする場を設けていたようですが、今年は、患者の増加等で、スタッフ同士の話し合いができない現状があります。

・・・・・・・・・・・・・・・・・・・・・・・・・・・・・・・・・・・・

　可視化と言っても難しく考えることはありません。矢印や○、×といった記号だけでも十分です。なお、できる限り文字は少なくします。文字が少なく一目見てわかるほうが、気づきが起きやすくなります。

　さて、まずこの教育担当者には、Aさんに対する悪感情があり、キャッチボールができていません。また、AさんとB・Cさんとの関係性はよくありません。コミュニケーションがないようです。おそらく、この教育担当者は、Aさんの悪いところを、スタッフB・Cから聞いているのでしょう。Aさんが言っていることは真実である可能性もあります。簡単に図式化してみましょう（**図表1-18**）。この図からは、Aさんが孤立している可能性が見て取れます。可視化すると、見えていない問題が見つけられるのです。

図表 1-18　関係性を可視化する

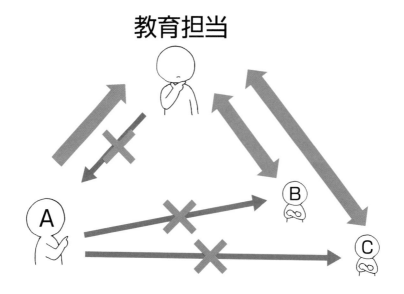

● ⑥行動計画

　さて、リフレクションはそもそも何のために行うのでしょうか？　それは、自分の行動変容のためです。スタッフを支援する立場であれば、スタッフの行動変容のために行うのです。同じような困ったできごとは、今後も起きるかもしれません。そのため、目の前のできごとから得た結論から、今後、同じようなことが生じた時にどうするのかを考えておくのです。加えて、対応だけでなく、同じことを起こさないために、今後どう予防していくのかも考えておきます。

　以上、①から⑥までのサイクルを適切に回していくことで、質の高いリフレクションになっていくと考えられます。逆に、気づきが起きない、となると、これらのプロセスのどこかに瑕疵があると考えられます。

3 評価・分析からの実際のワークの進め方

　実際にどうリフレクションを行っていくのか、評価・分析のところから解説したいと思います。

1　教育担当者同士のリフレクション〜「看護教育リフレクション」

・リフレクションしたい内容を事前に記述しておく（A4用紙1枚程度で可）

・教育担当者3〜4人でグループを作り、集まる日を決める（所要時間1人につき15〜20分程度。全員がリフレクションを実施するには1時間〜1時間30分が必要。リフレクションする人は、1人だけでも可）。4人程度が座れて、落ち着いて話せる場所を確保しておく。

・始める前に役割を決める。最初の語り手、ファシリテーター（時間係兼務）、メンバー（1〜2人）を決めて、順々に回していく。

・ファシリテーターが司会進行をし、語り手が事例を再現フィルムのように、事実と感情を分けて話す。

・ファシリテーターは、語り手に質問したり、メンバーの発言を促すなど、場を活性化させる。

・必要に応じて登場人物を図式化する。特に3人以上の登場人物が出てきたら、それぞれの関係性を紙に可視化する（例：自分と対象スタッフとリーダーが出てきた場合など）。

・語り手に気づきが起きるまで質問する（※気づきが起きる前に、決して解決策を検討してはいけない）。

・ファシリテーターは、対象スタッフのことばかりの話し合いにならないように留意し、あくまで、教育担当者の行動に焦点をあてるように進める。

・最後にできごとの全体像（できごとが起きた際の自分のリーダーシップスタイル、しくみ・ルール、意識・無意識の前提など）を明らかにする。全体像から、なかったもの、足りなかったもの、不十分だったものを明らかにする。

・全体を通して、分析時には語り手に気づきが起きそうなコーチングを皆で行う（決して答えを与えないこと）。

・全体像から問題の原因、真の原因を語り手に考えさせる（ここまでで分析終了。15分程度が目安）。

・語り手にリフレクション、分析からの気づき、学びを整理してもらう。

・気づきから今後の行動計画を考えて発表してもらう。

　図表1-19に4人グループで行う看護教育リフレクションの進め方の基本パターンを、図表1-20に4人グループで看護教育リフレクションを行う場合の、それぞれの役割を示しましたので、参考にしてください。

図表 1-19　　4人グループで行う看護教育リフレクションの進め方

1. アイスブレイク	自己紹介、初めの役割決め（5分）
2. リフレクション （語りと評価・分析）	グループワーク：60分（15分×4人）
3. 気づき・学びの整理	個人ワーク：5分
4. 行動計画の立案	個人ワーク：5分
5. 共有・振り返り	グループワーク：15分（ひとり3〜4分程度×4）

図表 1-20　　4人グループで行う場合の看護教育リフレクションの役割（例）

1. ファシリテーター	場の活性化、進行、可視化
2. 語り手	記述してきたリフレクション事例を語る
3. メンバー	コーチング
4. メンバー（時間係兼務）	コーチング
5. オブザーバー	セッションには加わらず、セッションを客観的に評価。終了時にフィードバック

※オブザーバーの設置は、通常は行わず、教育目的の時に実施する
※時間係はファシリテーターが行ってもよい

2 スタッフが行うリフレクションを教育担当者が支援

・リフレクションしたい内容（うまくいかなかったこと）を対象スタッフに記述してきてもらう（その場で、10分程度の短時間で記述してもらってもOK）

・対象スタッフにできごとの事実を語ってもらう。その後、その時に思ったこと、感情についても語ってもらう。

・教育担当者は、うまくいかなかった原因を推論する（特定できなくてもOK。言葉には出さない）。

・何が原因だったか、一緒に分析する。教育担当者が推論したことから質問する（例：何がよくなかったのだと思う？　何が抜けたのかな？　何が不十分だったのかな？　等できるだけ、開いた質問（オープンクエスチョン）で質問する。確認しなかったの？　などの閉じた質問（クローズドクエスチョン）の連発はスタッフが責められている感じを受けるので避ける：**図表1-21**）。

・原因らしきものが複数でてきたら、それぞれの関係を話してもらい、結果につながっていることを確認してもらう。真の原因を特定できるまでコーチングする。

・具体的な解決策、行動計画を話してもらう。（例：そのためには、Aさんは今後どうしたら良いと思う？）部署として、組織として、しくみ、ルールがないことが浮き彫りになった場合については、教育担当者の検討課題として、管理者と相談する。

図表 1-21 開いた質問と閉じた質問〜考えさせる・意見を引き出す

開いた質問	閉じた質問
質問に対する答え方が決まっておらず、相手が自由に答えられる質問	「はい」「いいえ」など、相手の答え方が限られる質問
・たくさんの情報がほしい時 ・相手に考えさせたい時 ・話や発想を膨らませたい時 ・視点を変えたい時 ・話や発想を掘り下げていきたい時	・相手の口が重い時 ・答えや論点を絞り込む時 ・あいまいな発言のポイントを絞る時 ・決断をせまる時 ・理解／合意を確かめる時
「どこに原因があるのでしょうか」	「原因は家族にあると思いますか」

その場の目的に合わせて、両方を組み合わせて使う

4 教育者の役割と必要なスキル

新人や若手スタッフのリフレクションを支援する教育者の役割としては、あくまでサポートすることに徹するべきです。新人が学ぶための環境づくりとともに、必要とされる時に、適宜、介入していきます。そして、コーチングを徹底します。質問のスキルを駆使し、気づきを与えます。その際には、ファシリテーションスキルも活用していきます。そして、問題の本質を捉えるためにも、概念化スキルが必要です。

1 コーチングスキル

リフレクションで使うコーチングスキルには、どのようなものがあるでしょうか？ **図表1-22**に示します。

図表 1-22 リフレクションで使うコーチングスキル（聞き手・メンバー側）

・注意深く聞く ・承認する ・相手に質問する ・フィードバックする ・励ます ・価値に気づかせる	・問題に気づかせる ・相手の表情や態度を観察する ・相手の話したいことを話させる ・応援する ・共感する

聞き手、メンバー側に求められるコーチングスキルの中で基本となるのが**「注意深く聞く」**、すなわち傾聴です。それも積極的な傾聴が求められます。言葉そのものを聞くだけでなく、その背後に隠れている感情も聞き取ります。隠れた感情は、よく聞いていれば、口調や態度に現れているのでわかります。特に悪感情は、わかりやすいと思います。

　関連して、**「承認」**も大切なスキルです。語り手の話を理解しようと思って聴くことで、うなづきや繰り返し、言い換え、要約などができていきます。そうすると、語り手は「わかってくれている」と感じ、さらに話してくれるのです。話すことで頭の中が整理され、語り手の客観視が進みます。

　「フィードバック」も大切なコーチングスキルです。語り手が語った内容を、「このように見える（感じる）」と伝えることが大切です。すなわち、聞き手側が「鏡の役割」を果たすのです。reflect（リフレクト）という英単語は動詞ですが、「反射する、反映する」という意味があります。語り手の経験を、聞き手、グループメンバー全員でまるで鏡のように映し出してあげることが必要なのです。映し出されてはじめて、語り手は自分の行動の客観視ができていき、よくないところが見えて、修正することができるのです。

　コーチングで大切なことは、「答えは相手の中にある」と信じることです。聞いている側は、先に客観視できていきますので、「語り手のここに原因があるのだな」ということが、なんとなくわかってきます。しかし、聞き手は答えがわかっても、すぐに教えてはいけません。まずは、質問のスキルを使って、語り手に考えさせるのです。言い方を変えながら、その答えが出るまで、質問し、考えさせます。その際は、「相手に質問するスキル」、なかでもオープンクエスチョンを活用していきます（**図表1-21**）。

　聞き手は第三者として話を聞くので、スタンスとしては、「語り手が客観視できる体制」を作ることを心がけるようにします。語り手に対して「問題に気づかせる」のが目標です。リフレクティブ・サイクルのフィーリング・感覚の段階では、語り手の内容に「共感する」ことは必要ですが、客観性をなくすような同調や同感は禁物です。

　語り手は、自分にとって都合のよい一方向からしか事実を見ていないものです。ですから、聞き手側は、見えていない部分を、異なる方向からはどう見える

のかということに気づかせてあげなければならないのです。そうすることで、語り手は問題に気づくことができます。

　しかし、これまで現場での数多くのリフレクション実践を見てきましたが、「問題に気づかせる」ことができているとは言い難い例も少なくありません。どちらかといえば、「問題を指摘」して、答えを与えるようなかかわり、すなわち、ティーチングになっていることのほうが多くあります。教えてあげたくなる気持ちはわかりますが、**リフレクションは"気づかせてなんぼ"の世界**です。答えを与えてしまうと、次からも答えを貰えると思って、考えなくなってしまうものです。この点はしっかりと線引きし、聞き手は、ティーチングではなくコーチングに徹するよう心がけましょう。

2　概念化スキル〜本質・原理原則

　聞き手が語り手に気づきを起こさせるためには、分析が重要であることは、先に述べた通りです。なかでも、問題解決の観点からは、表面的な解決策を考えるのではなく、できごとの本質を捉えたうえでの解決策を考えることが求められます。

　「例年だとこの時期には夜勤に入れるくらいに成長しているのだけど、今年の新人は成長が遅いから、もっと事細かに教えよう」。このような、一見、理にかなっているように見える言葉を現場でよく耳にします。しかし、なぜ今年の新人の成長が遅いのかという原因の掘り下げはされているでしょうか？　何か環境の変化があったのかということも考えられていません。そして何より、できごとの本質を捉えていません。「去年までの新人より知識やスキルの習得ができていないから、成長が遅くなっている」という決めつけ、固定観念があり、そのことをかけらも疑っていないように思います。本当にそうなのでしょうか？　少なくとも、いろいろなことが変化しているはずです。新型コロナウイルスで実習の形態も変わっています。看護基礎教育のカリキュラムはどうでしょうか？　Z世代と言われる今の学生の気質はどうでしょうか。働き方改革などの環境の変化もあるでしょう。いろいろな角度から分析が必要です。表面的にはもっともらしく感じられても、掘り下げが足りない言説は現場に氾濫しています。概念化スキルの詳

細については、第3章で詳しく解説します。

3 ファシリテーションスキルとしての態度

　ファシリテーターの役割を端的に言えば、リフレクションの場を活性化させることです。ファシリテーターに求められる態度には、どのようなものがあるでしょうか？　以下に説明します。

 ### 心理的安全性の保障

　語り手、グループメンバー、対象スタッフが、必ずしもオープンマインドとは限りません。緊張で思ったことを言わない、言えない人もいます。場を活性化しようとするためには、心理的安全性が必須条件です。そのためファシリテーターは「この場では、何を言ってもよいのだ」と感じられる環境をつくり、参加者に伝えなければならないのです。そのためには、積極的傾聴による共感的理解、話し合いに対する積極的な関わりが欠かせません。

 ### 主体性・自発性の尊重

　場を活性化することがファシリテーターには求められますが、一方で参加者に発言等を強制したり支配、操作することは厳に慎むべきです。できうる限り主体性、自発性を尊重しなくてはいけません。ファシリテーターは、参加者が自主的に発言したくなるような環境を作ることに心を砕きましょう。

 ### 自己開示と葛藤への直面の奨励

　誰しも、こんなことを言ってもいいのだろうかとか、自分の考えを話していいのかという葛藤に直面します。発言しない参加者は、実は発言することに対する恐れを持っているかもしれません。しかし、発言しない限り、語り手に学び・気づきはありませんし、リフレクションの質も下がります。語り手のリフレクションであっても発言することは自分に向き合うことでもあり、ファシリテーターは、発言することから学べるということを参加者に伝えるとよいでしょう。

参加者の尊重

　参加者の価値観は、全員が同じとは限りません。もちろん、ファシリテーターにも自分の価値観があります。価値観が違うことは、決して悪いことではありません。むしろ、違ったほうがいろいろな意見が出るわけですから、よいことと言えるでしょう。「みんな違ってみんないい」という意識で参加者を尊重しなければなりません。

 ## グループの潜在的自助力の信頼

　リフレクションが始まったら、ファシリテーターは参加者を信頼し、その流れに任せましょう。答えは、語り手の中、そしてグループの中にあります。グループには、これから語り合うリフレクションについて、新しい答えを作る力を持っていると信じましょう。決して、ファシリテーターは答えを示してはいけません。

5 受容のプロセス〜他責思考と自責思考

　リフレクションで気づきを得たとしても、その後の行動変容につながらないと、あまり意味はありません。ここでは、まず受容のプロセスについて、確認しておきます。

①メンバーより「他者から見た自分（自分の考え方）」についての意見をもらう

②これまで自分が「目を向けてこなかった自分」の姿が明らかになり、「自己認識している自分」とのギャップの中で、自己概念が混乱する

③「他者への反発」「自分への言い訳」などの葛藤が生じる

④自分自身のありよう、他者との関係のありようを一歩引いたところから俯瞰する視点の転換が起きる。自分の客観視ができる

⑤自己概念の修正、受容

⑥新たな自分となる

　ここでポイントとなるのは、第一には④の俯瞰、自分の客観視です。これは、⑤自己概念の修正、受容につながっていきます。自己概念の修正ができるかどうかの分かれ目は、「自責思考」になっているかどうかにかかっています。自分が正しいと思っていると、いつまでたっても、受容ができないのです。

　自己正当化している自分に気づくことも、大切です。人間は誰しも、自分の非を認めたくないものです。自分は周囲よりも「優れている」「マトモである」と思いたいのです。そして、自分の価値観や意見こそが正しいと信じたいのです。

　一般的に、人間は自身の考え方や行動と矛盾する「真実」を突きつけられると負の感情が生まれます。この負の感情から逃れるために、あわよくば「真実」を棄却して矛盾を解消できないか模索するのです。そして、無理矢理自己を正当化しようとしてしまうのです。これは自尊心を守るために、脳が生理的に行う健全な反応と言えます。**大切なのは、自分自身の中に根付いているこの自己正当化の心理プロセスに気づくこと**です。何かを解釈・判断しようとした時、一歩立ち止まってみたり、そこに自分の恣意的な「心理」が働いていなかったかと振り返ることが大切です。

　起きた問題を相手のせいにしてしまうのが、他責です。自分は正しい、悪くないという思考といえます。しかし、教育担当者であれば、自部署のスタッフの成長・育成に関わるのが役割であり、責任であると言えます。スタッフができない、成長していない事実からは逃げられないのです。

　他責にしてしまう理由はいくつか考えられますが、多くは、**語り手が現実を理解できていない、把握できていない、観察できていないこと**から生じます。そして、できていない相手ばかりを見ていて、自分自身を見ていない状態であると言えます。教育担当者が自分の教育行動を振り返れていないということは、「原因」を探そうとしていないと言い換えられます。できていない、という結果ばかりを見ているだけなのです。「なぜ」という論理的思考ができていないばかりか、客観視、俯瞰ができてもいません。

　以前、研修のために伺ったある病院で、教育担当者が、「患者急変時に動けない新人」について、リフレクションしていたグループに入らせていただきました。その担当者は、「困った新人」で片づけようとしていたのです。これは正に他責そのもので、リフレクションではなく愚痴です。「なぜ、急変時に動けないのか」の原因を考えようとしていませんでした。そして、教育担当である自分のこれまでの新人に対する教育行動についてまったく振り返っていなかったのです。「その時、新人は近くにいて、処置の記録をしていた。自ら患者さんに関わって学ぶべきだった」と、まるで関係のない傍観者のように語ったのです。では、教育担当であるあなたはこれまで何をしてこなかったのか？　何が足らなかったのか？　どんな先入観があったのか？　こうしたことをあらためて客観視する必要があるのです。

6 自分を知る・相手を知る

　教育担当者は、対象のスタッフのことばかりを考えがちで、自分自身について考えることはしないものです。いろいろな個性を持ったスタッフのことを知ることは重要です。どんな価値観を持っているのか、どんな分野に興味を持っているのか、どんなキャリアビジョンを描いているのか、など育成にあたっての情報収集は重要です。特に、専門職者である看護師はキャリアビジョンを持つことは、極めて重要です。いわば、何のために働くのか、看護師としての目的を明確にするということです。入職当初は、さまざまなスキル、知識を習得して、一通りのことが1人でできるように目指して業務にあたります。そして、一人前となり、現場での業務が何不自由なくこなせるようになりますが、その時点でキャリアビジョンが描けていないと、目標がない状況に陥ってしまいます。そうならないためにも、対象のスタッフのキャリアビジョンを確認することは大切です。声をかければかけるほど、人は成長していきます。承認欲求が満たされていきます。育成の対象者のことをよく知ることで、アプローチの仕方が変わってきますので、日ごろからコミュニケーションをよく取り、相手のことを深く知るように努めましょう。

　そして、自分のことを知ることの重要性は、これまでに述べた通りです。自分の特性、リーダーシップスタイル、固定観念、価値観など、自らを正しく捉える必要があります。

　もし、部署のスタッフ全員が自分を知って、周囲のスタッフのことも知るとどうなるでしょうか？　極めて活発な組織になることが予想できます。目的に向けて効果的に行動するために集団として「気づき」と「能力」を継続的に高め続ける組織となり、いわゆる「学習する組織」になっていくと考えられます。**教育担当者としての理想形は、この「学習する組織」を作ること**だと言えるでしょう。学習する組織には、個人、チーム、組織が、自分たちが本当に望むことを想い描き、その望むことに向かって自ら選んで変わっていく能力、すなわち自らを動かす力が備わっています。

　各自が自らのありたい姿を思い描き、その実現に向けて研鑽を続け、それぞれの「キャリアビジョン」を高めて組織で「共有ビジョン」を紡ぐことができれば、メンバーそれぞれが内発的な動機にあふれた「想い」を重ねた集団となることができます。

引用参考文献
Graham Gibbs et al.Leaning by doing:A guide to teaching and leaning methods.Futher Education Unit.Oxford Polytechnic.1988.

第 2 章

後輩指導・
教育支援・育成場面
でのリフレクション
── 指導者側のポイント

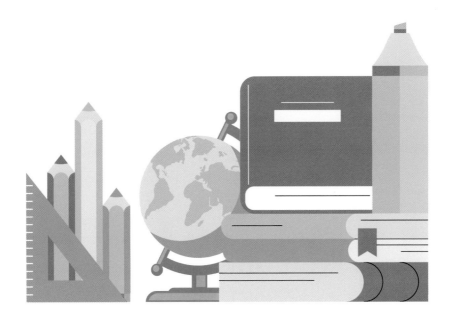

① 後輩指導のリフレクション

　後輩を指導するには、学生に教えるように必要事項を並べて頭から順に講義するよりは、具体的な問題や課題を解決していく目的でリフレクションしていく教育方法のほうが効果的です。となれば、教育指導側が、正しく問題・課題を捉えており、かつ解決策を考えさせられるスキルを身につけておく必要があります。

1　問題・課題の全体像を捉える

　問題や課題の捉え方は、表面的であってはいけません。できごとの全体像を捉える必要があります。

図表 2-1　期待される指導者像

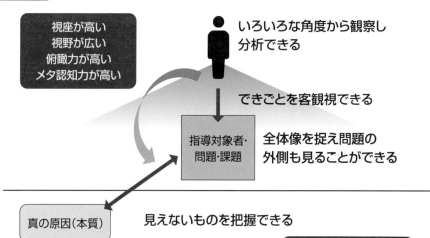

　図表2-1に、期待される指導者像を示しました。スキルとしては、視座が高いこと、視野が広いことに加え、俯瞰力が高く、メタ認知力が高ければいうことはないでしょう。これらのスキルを持ち合わせていれば、いろいろな角度から指導対象者を見ることができるだけでなく、状況やできごとを客観視することが可能になります。加えて、なぜできないのかなどの問題の原因、特に真の原因（本質）をも捉えられるはずです。

　本質を捉えるには、見えないものを把握できるスキル、すなわち、高い論理性・仮説立案力を持つこと、そして、批判的な吟味（クリティカルシンキング）ができ、洞察力が高いことが求められます。洞察とは それまでわからなかった新しいつながりを発見し、新しい世界を見出すことを指します。言い換えると新しいつながりを「見抜く」ことです。洞察のプロセスとしては、問題を意識化し、ひらめきを得て、アイデアの有効性や可能性を確認するという流れになります。

2　指導者が気をつけるべきポイント

　次いで、リフレクション支援時、指導者側が気をつけなければならないポイントについて、見ていきます。

　理想の形は、若手看護師がリーダーシップを発揮して自部署の課題に取り組み、あるべき姿に向かう時に**指導者がその後輩のリフレクションに関わり、共に考え支援することができるようになること**です。指導を受ける後輩も、リフレクションについて理解し、経験から学ぶことの意味を理解できていることが前提となります。教育・指導の役割を持つ看護師は、後輩のリフレクションを支援し、気づきを促すことができるようになっていただきたいと思います。

　では、経験を通して学んでもらうためには、どんな経験をするのがよいのでしょうか？　看護師を育てる経験が持つ3つの要素について、確認しておきます（**図表2-2**）。

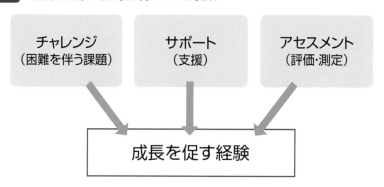

図表 2-2 看護師を育てる経験が持つ3つの要素

```
┌─────────────┐   ┌─────────────┐   ┌─────────────┐
│  チャレンジ  │   │   サポート   │   │ アセスメント │
│（困難を伴う課題）│  │   （支援）   │   │ （評価・測定） │
└─────────────┘   └─────────────┘   └─────────────┘
         ↘              ↓              ↙
        ┌─────────────────────────────────┐
        │        成長を促す経験            │
        └─────────────────────────────────┘
```

 チャレンジ（困難を伴う課題）

　これは、個人が慣れ親しんだやり方や、居心地のよい場所から一歩踏み出さざるを得ないような課題への取り組みのことです。未経験の課題や強いプレッシャーを伴うような課題に直面した時、人は不安定な状態となり、それまでのやり方や考え方の見直しを迫られ、新しい能力を身につける必要性が生じます。経験の中にこうした要素が含まれていると、人は困難を克服しなければならないと感じ、新しいスキルや方法を試そうとするのです。

 サポート（支援）

　サポートとは、学習や成長のために行う努力が、「価値あることなのだ」というメッセージを支援の対象者に送ることです。経験が困難を伴うものであるほど、課題に直面している人々には心の支えとなる励ましや承認が必要となるのです。こうしたサポートの要素があることで、「自分にはチャレンジを乗り切る力があり、成長できる価値ある人間なのだ」というポジティブな姿勢を維持することができるのです。

 アセスメント（評価・測定）

　ここでのアセスメントとは、経験として、個人が置かれている状況や現在の強み・弱み、能力レベルなどに関するデータを受け取る機会があることを指します。自分がいまどういう状況にあるのか、何はうまくやれていて・何はうまくや

れていないのかを示してくれるようなデータが豊富にある経験が成長を促します。

　データには、ラダー評価などの公式のものもあれば、患者の反応や同僚スタッフからの指摘、上司からの注意など日常の中で受け取る非公式なものもあります。経験の中にアセスメントの要素があることで、人は自分に変化が必要であることを知り、現在の自分と望ましい自分とのギャップを埋めたいという気持ちになることができると考えられます。

　このように、経験の中にチャレンジ、サポート、アセスメントの要素があると、それらが成長を促してくれるのです。

2 教育支援・育成リフレクションで陥りやすい間違い

1 動機づけを意識して関わろう

　成人の学習においては、動機づけを常に意識する必要があります（**図表2-3**）。一番簡単な動機づけが、「声かけ」です。声かけは、相手に関心があることを示すことができます。関心をもたれることは、承認欲求を満たします。ついで、「ほめる」ことです。特に、みなの前でほめることは、とても効果的です。そして、「意見を聞く、情報を共有する」こともあなたを頼っているという気持ちが伝わり、よい効果を生みます。そして最後に、「一緒に考え、ヒントを与える」ことです。育成においては、一緒に考える機会を意識的に持つことが大切です。そして、答えではなく、ヒントを与えるのです。あえて、自己決定できる機会を作ると、それは大きなモチベーションにつながると考えられます。

図表 2-3　教育・育成場面での動機づけ

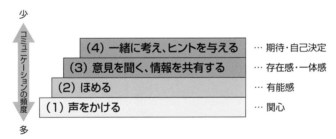

2 陥りやすい間違い

　一方で、やってはならない関わり方もあります。ここでは教育担当者として、スタッフのリフレクションの支援をする際に、陥りやすい間違いについて解説します。

コーチングではなくティーチングになっている

　指導場面で一番多い間違いが、このティーチング問題です。指導の対象者が何かしらの問題を起こしたり・直面した際に、指導者が答えをそのまま示してしまっているケースが極めて多く見られます。

　看護業務では、ミスがあった場合に患者さんの命に直結することもあるので、明らかな手順間違いなどの場面では、すぐに手技や基準・手順などを正しく指導することが必要でしょう。しかし、緊急性が必ずしも高くない場合であれば、じっくりと時間をかけてコーチングし、振り返ることが可能なはずです。

　答えを与えるよりも、自分で考えさせて、気づきを生み出すほうがはるかに効果的です。コーチングスキルの中でも、特に、「質問のスキル」を意識的に用いて、振り返り、気づかせることが必要です。この時の質問は、基本はオープンクエスチョンですが、相手の理解度などを見ながら、クローズドクエスチョンも交えていくとよいでしょう。

　コーチングとティーチングの使い分けの線引きは、悩ましいと感じる場面もあると思います。判断の一例ですが、**自己解決をひとつの基準として考える**とよいでしょう（**図表2-4**）。

図表 2-4　ティーチングとコーチングの使い分け

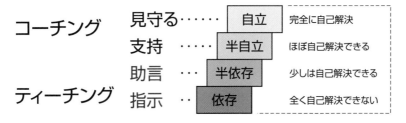

問題を自己解決できる程度

＊本人に任せられない問題を放置し、後で取り返しのつかない事態を招くことは避ける。
　逆に、任せておけばよいことにまで口出ししてしまい本人のやる気や主体性をつぶして
　しまうことも避ける。

＊相手の自立度に応じてティーチング（指示・助言）とコーチング（自己決定と解決の支援）
　を使い分けながら、徐々に任せてよい問題を増やす（自立支援へ）。

考えさせていない

　ティーチングに関連する問題点になりますが、指導場面で考えさせていないケースも多く見られます。ともすれば指導者は、「指導しなければならない」という意識が強すぎて、考えるいとまを与えずに答えを示してしまってはいないでしょうか？　対象者が答えに窮すると、さらに質問したり、待ちきれずに答えを与えたり、場合によっては、言いたいことだけを言って指導対象者の反応をスルーしたりといった状況も見られます。要は、「待てない」のです。

　みなさんはちゃんと相手に考える時間を取っていますか？　追い詰めていませんか？　指導の際に、考えさせる機会を奪ってはいないでしょうか？

　今の医療界を見ると、これまでにないほど、環境変化の激しい時代であると言えます。これまでの組織であれば、上司や教育担当者が考え、スタッフに指示出しして、そのまま実行してもらえばよかったでしょう。言われた通りのことができる看護師が求められたのです。しかし、現代は、変化が早く、その変化についていかなければならない時代です。これからの組織は、**たとえスタッフであったとしても、現場で起きることについて「考え実行する人」になる必要がある**と言えます（**図表2-5**）。すなわち、ただ、知識やスキルを身につけるだけでなく、そこにプラスして、考えられるスタッフになってもらわないといけないのです。リフレクションにおいて指導者は、この点を理解してスタッフ育成にあたらなければならないのです。

図表 2-5　これからの組織には考え実行する人が必要

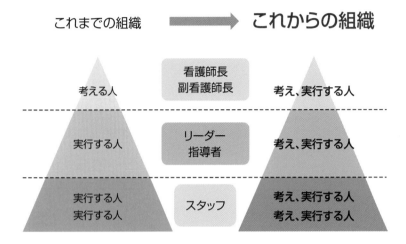

本質を捉えていない

　前項で「私はしっかりと考えさせる指導をしている」と思った方も少なくないと思います。でも、それは「本質」を捉えているでしょうか？　本質とは、「本来の性質。根本の性質。ありかた」のことを指します。

> ### 本質とは
> ・本来の性質。根本の性質。あり方。
> ・あるものを成り立たせている「特有の性質」
> ・目的を達成するために不可欠なもの
> ・原因や現象の裏にひそむ、それらを引き起こしている真因

　また、あるものを成り立たせている特有の性質とも言えます。

　本質を捉えるには、

なぜ？

・whyによる掘り下げ

・なぜなぜ分析

本当に？

・直感で感じたことを確かめていく

・仮説検証の繰り返しで本質に迫る

それから？

・関連付けで構造を見る

というような、直線思考・立体思考・洞察力が求められます。

　指導者側の考え方が表面的で非常に浅かったり、場合によっては、コインの裏返し的な考え（問題の状況をひっくり返しただけの考え）でしかなかったりというケースはとても多く見られます。指導する際には、単に記憶していれば答えられる質問ばかりをしているわけではないでしょう。今後に応用できる「考え方」であったり、奥底にあるものを問うような「応用できる力」を養うには、なぜなぜと掘り下げ、時に批判的に吟味を行ったり、本質を捉えさせる指導法が必要になります。

　指導者が表面的なことばかりを問うような質問をしていると、当然ながら、表面的なことしか考えられない看護師が育っていきます。それほどに、指導者の影響は大きいものがあります。本質を捉えられない看護師は、問題発生時に、目に見える問題だけを解消しようとする「もぐらたたき」ばかりをしてしまいがちです。このできごとの本質はどこにあるのかという本質を捉えるためには、概念的な思考をすることが求められるのです。

可視化できていない

　スタッフを指導するには、可能な限り五感をフルに活用して指導することを意識しましょう。

　教える際、普通は声を出して指導していると思います。これは、言い換えれば聴覚に訴えていることになります。しかし、より深い理解や気づきを求めるには、聴覚だけでなく、視覚にも訴えたほうが効果的です。ここで指導者に求められるのは、できごとを可視化するスキルです。紙やホワイトボードを活用して可視化すると、複雑な関係、影響が理解しやすくなるものです。二者間でのやりとりもそうですが、特に、3人以上の登場人物がいる場合は、言葉だけで振り返る

よりも大きな効果が期待できます。

　また、可視化することで「ないもの」が見つけやすくなるという利点もあります。問題というものは何かが「ない」ことで起きるケースがほとんどです。可視化によってないものをあぶりだしていくというイメージを持って活用していくとよいでしょう。

　図表2-6は、新人看護師Bと指導者である自分、リーダー看護師Aとの間の関係性を表したものです。リーダー Aと新人Bとの間に問題が起こっているという事例です。可視化することで、リーダー Aと新人Bとが話をしていないこと、また、3人で話し合っていないことが理解しやすくなります。しかし、可視化しないとこの構図がなかなか掴めずに、結構悩んだりするのです。当然ながら、自分自身がAと話したこと、Bと話したことはわかります。わかるだけに、ないもの（AとBが話していない）が見つけにくくなるのです。

　なぜ、うまくいかないのかを探る際は、この例のように「ないもの」を見つけることが有効です。可視化は、そのための大きな手助けとなってくれます。

　図表 2-6　可視化して「ないもの」を見つける

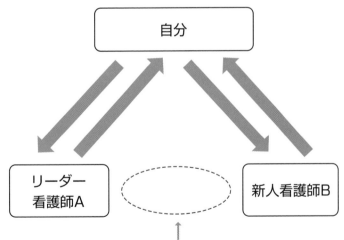

可視化することでAとBが話していないことがわかる

3 リフレクションでの気づきと学び

　看護教育リフレクションにおける教育・指導者の役割について解説します。基本的なスタンスは、**対象者の学びを促進する関わり**です。**図表2-7**に段階ごとの役割を示しました。それぞれ見ていきましょう。

図表 2-7　看護教育リフレクションプロセスにおける指導者の役割〜学びの促進者

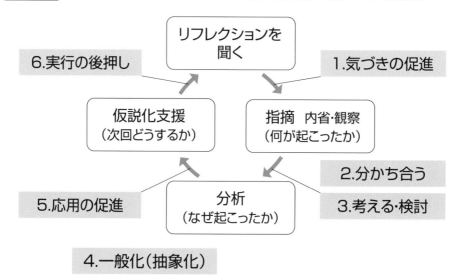

1　気づきの促進

　関わりのスタートは、対象者のリフレクションの場を設定し、聞くことになります。

　なんらかの問題が起こったら、時間をつくり、対象者を呼び、何が起きたのかを聞くのです。インシデントを起こした、患者さんを怒らせた、手順が抜けた、多重課題に対応できなかったなどいろいろなケースはあると思いますが、指導者の役割としては、聞くことが一番初めとなります。ここでのねらいは気づきの促進です。コーチングスキルの「傾聴」を活用しましょう。ただ、共感的に聞くだけではなく、積極的な傾聴が求められます。

　傾聴は、まず2つのレベルで聴くことが求められます。ひとつは、発言内容そのものです。もうひとつは、発言の背後に隠れているものを聴き取ることです。背後に隠れているものの代表として、まず感情が挙げられます。特に悪感情は、言葉の端々に出やすいものです。声のトーンにも表れてきます。注意して聞いていますと、たとえば「この対象者はA看護師にあまりよい感情持っていないな」ということがわかったりします。積極的傾聴によって、そのほかに「こうしてほしいのだろうな」という心理的要求、あるいは価値観などの「ものの考え方」についてもわかります。ここでの情報は、語り手自身も気づいていない可能性が高いのです。

　傾聴では、非言語メッセージ[1]も読み取りたいものです。それらは、語っている口調、表情、態度に現れてきます。言うまでもなく、話に興味を持って、わかろうと思って聴くことが大前提です。時々、自分からも「聴いているよというシグナルを送る」のも効果的です。

　適切な視線合わせやうなづき、あいづち、要約[2]なども、適宜織り込んでいくと語り手が話しやすくなります。特に、うまく要約して返していくと、語り手が自分の行動を鏡で見ているような感覚となり、「そういうことだったのか」と、この段階で、気づきが起きるケースがよく見られます。そのためにも、指導者は判断をせずに、まず理解することに努めてください。**先入観を持って、勝手に解釈することは厳禁**です。

　気づきの促進には、前項で述べた「可視化」も有効な方法ですので、ぜひ、チャレンジしてください。

1　言葉によらないメッセージ。表情、身振り手振りといった仕草、声のトーン、あるいは服装など。

2　話の重要部分を、短く、具体化して繰り返す技法。

2　分かち合う

　対象者のリフレクションを聞いた指導者は、次に分かち合いをしていきます。何が起こっているのかを客観視させていくのです。まずは、内省しできごとの全体像を捉えて共有します。その間、対象者を観察していると、気づきが起きているか、問題の本質を捉えているかどうか、わかってきます。時に指摘もしながら、しかし、ティーチングはせずに、コーチングしていきます。

3　考える・検討

　何が起こったのか、できごとの全体像を正しく捉えられたら、次いで、共に考え・検討をしていきます。評価・分析は、指導者も対象者と一緒に行い、共に考えていくとよいでしょう。特に、分析はリフレクションを進めていくうえで、大きなポイントとなりますので、コーチングをしながら一緒に実施していきます。

4　一般化（抽象化）

　看護教育リフレクションでは、そこで得た気づきや学びを、今後に生かすことが最終目的です。語った事例は、あくまでひとつの事例にすぎません。しかし、その具体的事例は、自身に何を示そうとしているのか、できごとの本質は何なのかを考えることが重要です。事例の奥底にある真の原因を探ることで、できごとの本質に迫れるのです。すなわち具体的事例を一般化（抽象化）することで、今後に応用できる「教訓」「マイセオリー」が抽出されると考えます。

　図表2-8に、一般化して本質へとアプローチする例を挙げました。可視化、一般化した後に、本質を考えていくのです。

図表 2-8　本質へのアプローチ例

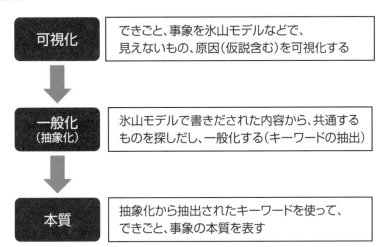

5　応用の促進

　本質を捉えることで、今後への応用が可能となります。「こういうときはこうしたらよい」という仮説、すなわち教訓・マイセオリーを持っている状態ですから、今後の実践に活かすことができるのです。次に同じことが起きた時に、どう対応するかを想定し、行動を確認しておきます。「気づく」を「わかる」へと進化させるわけです。これは、次回はどうするかという仮説の支援と言えます。ここでの仮説は結果に対する仮説です。

6　実行の後押し

　今後、教育対象者が同じ状況に出くわした場合、行動できなければリフレクションした意味がありません。ここでは、「わかる」から「できる」につなげるために、指導者が声かけしながら、実行への後押しをするのです。

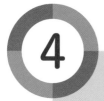

4 リフレクション事例を概念化する

　リフレクションした事例を概念化していくには、どうしたらよいのでしょうか？　ポイントは３つです。それぞれ解説します。

1 問題の明確化

　リフレクション事例を傾聴していると、いくつかの問題が見えてくることがあります。問題は必ずしもひとつとは限りません。ひとつの事例に複数の問題が挙がることもよくあります。できごとは、いろいろな角度、視座、視点から、見ていくことが必要です。また、問題は、目に見えているものばかりではありません。一般的に、問題は下記のように大きく３つに分類できます。

 発生している問題

　これは通常の状態が失われて、異常が発生してくる状態です。いわば、「水道栓が壊れて水が溢れ出した」などのように問題が目に見えて表れます。

 いずれ発生する問題

　今はまだ表れていないが、いずれ表れる問題です。たとえば、「水道栓に錆が出ているなどの兆候がある」場合などです。点検など、意識をすれば発見できますが、怠れば発見できない（問題とならない）問題です。

 設定型問題

　現状には無駄や無理があるものの、問題と思っていない状態です。工夫や改善をすれば、新しい方法が考えられる可能性がある問題です。これらは、解決者が高い意識をもって現状を問題として捉える必要があるため、設定型となります。

　問題が見つかったら、問題を定義していきます。問題の定義とは、「何が」「どのように」問題なのかを明確にし、解決目標を決定することです。次に「緊急性

はどうか」および「重要性はどうか」についても判断をします。これらを踏まえたうえで、問題内容を「テーマ」として設定します。

　たまに、問題はないと言い切る指導者がいます。このようなケースは、実際のところは問題がないのではなく、「目標が明確でない」「現状が把握できていない」「目標が適切でない」「主体者が明確でない」場合がほとんどです。このような場合、問題はないと誤解してしまうのです。

2　問題を抽象化する

　問題が明確化できれば、次いで問題を抽象化していきます。

　起きている問題は、極めて具体的なことです。複数の問題がある場合でも、これらを抽象化していくと、意外にもすべて同じになることも珍しくありません。たとえば、今年の複数の新人看護師に共通することとして、「挨拶しない」「人に聞かない」「手伝わない」「話を聞かずマニュアルに頼ろうとする」という問題が発生しているとします。これらの４つの具体的な事実を、抽象化するとどうなるでしょうか？　たとえば、「人へのアプローチをしない」と表現できるでしょう。さらにこの「人へのアプローチをしない」の抽象度を上げると、「人間関係力が弱い」という具合に問題を抽象化できるのです。

　図式化も抽象化のひとつの手法です。特に、組織の問題においては、ソシオグラム[3]（人間関係を図式化したもの）で抽象化することも優れた手法です。

3　人間関係や集団を、メンバー間の牽引や反発の頻度、強度などによって量的に測定するのがソシオメトリー（集団分析手法）理論である。ソシオメトリーに基づいて、ある集団の人間関係や集団構造を図表化したものがソシオグラムとなる。個人を円、選択（牽引）を実線、拒否（反発）を破線などで表すことで、個々のメンバーの特徴や集団のなかでの位置などが明らかになる。

3 問題の本質を明らかにする

　問題の本質を明らかにすることは、指導者にとって、極めて重要なスキルと言ってよいでしょう。対象者のできないことをできるようにするだけが教育・指導ではありません。できごとの全体像を捉えたうえで、なぜ、この問題が起きたのかということを、機会を捉えて考えさせることも重要な指導です。

　現場で複数、同時多発的に起きている問題は、複雑にいろいろな要素が絡み合っていたとしても、根っこは同じである可能性が高いのです。それが、まさに本質と言ってよいでしょう。

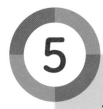

5 リフレクション事例を問題解決する

図表 2-9　問題解決の手順

	手順	ポイント
	問題の認識	問題であると認識する。 解決目標を決める。
1	調査・分析	どのような問題であるのかを明確にする。問題の原因は何かの追求。また解決目標との間にある諸課題を探り出し、関係づけする。
2	解決策立案	仮説を立てたり、新しい発想をしながら解決策を立案する。
3	解決策実施	実行計画を立て、解決策を確実に実施する。
4	結果の評価	期待した結果と比較しての評価。解決しなかった場合の分析と新たな対策を考える。

1 問題解決手法

　問題解決の手法・手順はさまざまあると思いますが、ここでは、一般的な例で解説します（**図表2-9**）。

　まず、調査です。調査には、現状調査と原因調査があります。調査は、まさに問題の現状を調べることです。現れていることの事実と情報を詳細に収集します。そしてできるだけ多くの関連データも集めることが望まれます。　現状調査は特別な知識がなくとも、進めることができる段階です。

　次いで、原因調査を行います。現状調査の結果を基に原因分析を行います。問

題には「必ず原因があるはずだ」という視点に立ち、原因を探っていきます。また探し出した原因には、さらなる原因があるかもしれません。こうして真の原因を探していきます。また、同じ問題が過去の事例にないかを調べることも有効です。

　調査が終わったら、分析をしていきます。原因が明確にならない問題や、複雑に原因が絡んだ問題、簡単に解決できない原因のある問題については、問題分析を行っていきます。

　関係するさまざまな要素を見つけ出し、問題を整理体系化していきます。この分析方法には、ロジックツリー[4]を利用するのが有効です。ロジックツリーでは縦の要因（原因のさらなる原因）と横の要因（区分の異なる原因）を組み合わせて図解化していきます。この段階で問題の本質を明らかにしていきます。

2　問題の本質から具体的な解決策を導く

　問題の本質を明らかにしたら、次は、解決策の立案です。原因から考えて、こうすれば解決するのではないかという仮説を立てていきます。解決策は、具体化されたものでなければなりません。

4　問題解決フレームワークのひとつであり、ロジカルシンキングの手法でもある。樹が枝分かれをするように、
　　1つの物事を分解していくことによって、問題の原因や解決策を網羅的に洗い出しやすくすることができる。
　　作成する際には、漏れなくダブりなく（MECE）、実施することが重要である。目的によって、原因を探る
　　WHYツリー、解決策を具体化するHOWツリー、構成要素を整理するWHATツリーの3種類に分類できる。
　　特に、WHYツリーで分類し、なぜなぜと出来事を掘り下げることは、原因発見、問題解決への近道になる。

図表 2-10　三角モデルによる問題の解決

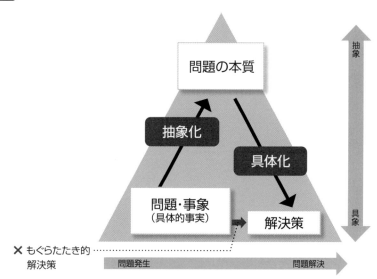

　図表2-10に示した通り、起きている具体的な事実をいったん抽象化し、問題の本質を捉えます。問題の本質を捉えたら、今後は具体的な解決策を考えるのです。ここでは、具象→抽象→具象という行き来をすることが求められます。一部分ではありますが、このように、全く逆の方向から物事を捉えるやり方を続けていくことで、全体像を捉えられます。短期・長期や直観・論理など、さまざまな軸でこの行き来をすることこそが、概念的思考をしていると言ってもよいでしょう。

　解決には、①現状への復帰、②新しいモデルの構築という2つの目標があります。まず、どちらを目指すのかを決定しましょう。

　一般的には、現状への復帰を目指すことが多いでしょうが、何年もずっと同じことを続けていてうまくいかなくなったという場合は、批判的吟味をして、「そもそもこのやり方はどうなのか」と考えることが必要です。環境の変化があって、同じやり方が通用しなくなっている可能性もあります。その場合は、アンラーニングをして、新しいやり方を模索する必要があるのです。新しいモデル、すなわち改革が必要な段階まで来ていると捉えましょう。解決策の立案に必要な能力としては、「コミュニケーション力」「ツールの知識と活用力」「斬新な発想力」「過去の豊富な事例の参照力」が挙げられます。これらの要素を組み合わせ

て根本的な解決策を立てます。

　続いて、立てられた解決策を実施するための計画を立て、計画に添って着実に進めます。実施プロセスの記録も残していきます。こうした計画と記録は、実施策の効果を把握するうえでも大切なものです。

　その後は、実施した結果を計画と比較して評価します。評価の結果が不十分であれば、新たな対策を取る必要があるでしょう。問題が解決していれば、しばらくは、この評価が今後の同様な問題発生にも利用できることになります。

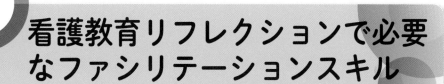

6 看護教育リフレクションで必要なファシリテーションスキル

　前項までは、教育担当者が、新人・若手などの指導対象者に行うリフレクション支援について解説してきました。指導者、教育担当者同士で行う看護教育リフレクションについては、すでに第1章で解説しましたが、リフレクションの支援者・グループメンバーのどちらの立場でも共通して必要なのが、ファシリテーションスキルです。ここでは、看護教育リフレクションで必要なファシリテーションスキルについて解説します。

図表 2-11　ファシリテーターに求められる機能

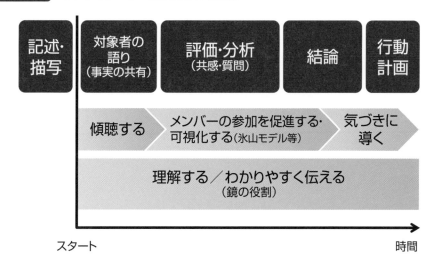

1　ファシリテーションの進め方

　看護教育リフレクションのファシリテーターとしての進め方は、**図表2-11**の通りです。

　リフレクションを始める前までに、語り手となる対象者には、できごとを事前に記述・描写してもらっておくとよいでしょう。そのうえで、最初に、対象者に語ってもらいます。語ってもらう際は**事実と感情を分けて、まずは、事実を正しく語ってもらう**のです。この時点で事実を、すなわち何が起こったのかをしっか

りと共有しておきます。なお、この語りの際は、感情は脇に置いてもらいます。また、ファシリテーターとして、語り手が最後まで話し終えるまで、積極的に傾聴するようにメンバーに促します。リフレクションでときどき見られる悪い例が、語り手が話している最中にメンバーが質問をしてくるケースです。このような場合は、話し終えたあとであらためて質問してもらうように、伝えましょう。

　語り手がひととおり語り終えたら、評価・分析に入ります。ここの段階で、メンバーの参加を促す発言をしていきます。主として語り手に質問をしていきます。この際の質問は、事実の追加的確認が中心になると思います。最初の語りでは、感情を排して事実だけを述べてもらいましたが、**評価・分析では、語り手にこの時に思ったこと、感じたこと、そして、今はどんな感情なのかも話してもらうとよいでしょう**。加えて、リーダーシップスタイルや登場人物との関係性、意識・無意識の前提なども明らかにしていきます。ここでは、氷山モデルやソシオグラムを活用するような分析が求められます。

 ## 答えは本人の口から語ってもらう

　事実と感情を共有することができ、質問を重ねていくと、全体像が明らかになり、グループメンバーや支援者側には、原因らしきものが見え始めてくるでしょう。しかしまだ、この段階でその原因について、ストレートに話してはいけません。答えを与えてはいけないのです。質問のスキルをうまく使って、考えさせ、本人から答えを引き出すのです。**あくまでも、語り手本人の口から話をさせることが重要**です。多くのケースでは、この段階で気づきが起き始めます。ひょっとして、自分のここが原因だったのかもと思い始めるのです。ファシリテーターがさらに分析と可視化、質問を続けていくことで、「○○をしなかった・○○をした自分が原因だ」と確信し、語り手が気づきから、原因を受容し始めていきます。

　最終的に、これが原因であると結論を得ることができたら、ファシリテーターは、最後に行動計画（アクションプラン）を立ててもらうようにしましょう。「もしも今度、同じことが起きたらどう行動するのか」、または、「同じことを起こさないために、明日からどう行動するのか」を考えてもらうのです。

　ファシリテーターとしては、リフレクションの最初から最後まで「理解する・

わかりやすく伝える」ことを心がける必要があります。これは、しっかりと鏡の役割を果たすことを意味しています。リフレクションという言葉には「反射・反映」という意味があります。語り手の言っていることを十分理解していないと、鏡のように映し出すことはできません。また、グループメンバーに対しても同様です。もし、自分が十分に理解できていないと感じたら、「○○はこういう意味でよいですね」と確認しながら、共通理解ができるように進めていかなければなりません。

図表 2-12　問題の全体像を明確にして問題解決するためのステップ

① 問題のできごとを抽象化(要約)する

⬇

② 仮説的推論を行い、できごとの原因(根拠)と考えられる「行動パターン」「構造」「意識・無意識の前提」を明らかにする(氷山モデル)

⬇

③ 問題の本質を捉える

⬇

④ 具体的な問題解決策を考える

　ファシリテーターは、常に問題の全体像を明確にできるように進め、それを共有していくことが求められます。**図表2-12**に、ファシリテーターが氷山モデルを使って、抽象化から問題解決策検討まで行う流れを示しましたので参考にしてください。

2　ファシリテーションの注意点

すぐに問題解決を考えない

　看護職の特徴として、すぐに問題解決策を求めようとすることが挙げられます。その職業的特徴は、問題解決の場面でも発揮されます。すなわち、起きている問題・事象に対して、すぐに解決策を考えてしまうのです。

ネガティブ・ケイパビリティという言葉をごぞんじでしょうか。ネガティブ・ケイパビリティとは、「どうにも答えの出ない、どうにも対処しようのない事態に耐える能力」を指します。または、「性急に証明や理由を求めずに、不確実さや不思議さ、懐疑の中にいることができる能力」とも言えます。

医療の現場では、医療者の行為が患者の命に直結するため、「早急に答えを出す」ことが求められる場面が多くあります。教育場面でもそのような訓練をすることもあります。そのため、問題への解決策は、経験上、すぐにいくつか思い浮かぶことでしょう。しかし、その多くは、対症療法に過ぎなかったり、単なるもぐらたたきになっている可能性が大きいのです。世の中の物事は、簡単に答えの出ないことの方が多いのではないでしょうか。「結果を急ぐ」必要がなければ、じっくりと考えたほうがよいのです。

共感しすぎない

グループメンバーが語り手に共感することは大切ですが、限度があります。初めの段階ではよいのですが、その後も「わかるわかる」と過度に共感してしまうと、第三者の立場からの客観視ができなくなってしまうのです。繰り返しになりますが、さまざまな角度からできごとを捉え、全体像を捉えることで、気づきが生まれます。過度の共感は、そのチャンスをなくしてしまうことになってしまうのです。

そうした意味もあり、グループメンバーは、全く違う部署の指導者や、当該部署の経験がない人の方がよいのです。リフレクショングループのメンバー選定においては、「知らない方がよい」のです。語り手と同じ目線でできごとを捉えると、共感はできても、客観視ができず、かえって気づきを与えることが難しくなってしまうのです。

ゼロベース思考をする

環境の変化や未知の状況に置かれた時には、従来の経験的な方法では乗り越えられなくなります。改善・改良や構成の見直しという方法では目標の解決にたどり着けない状況に陥った時にはどうすべきでしょうか。

こうした段階においては、ファシリテーターは、ゼロベース思考を提案しま

す。ゼロベース思考とは、従来の発想では「できない」「無理だ」としていた前提を取り払ってしまうことです。従来の枠組みを外して、白紙の状態に戻し、ゼロから考えていきます。問題解決や物事に行き詰まったときは、この思考法が新たな道を開いてくれることがあります。

　ただ、ゼロベース思考は有効な思考法ではありますが、なかなか取り入れるのは難しいところがあります。その理由として、「大きなエネルギーを使う」ことが挙げられます。白紙から考えるには大きなエネルギーを要します。場合によっては、自らの地位・立場も白紙に戻すだけの気力が必要だからです。

　そしてもうひとつゼロベース思考を難しくするのが、みな、成功体験を持っているということです。「今までうまくできてきたのだから、同じ方法でできるはずだ」と考えてしまいがちです。大きな成功の経験をしている人ほど、現在の方法を変えたくないものです。ただ、こうした困難はあるものの、ゼロベース思考を避けては解決できないことがある点は認識してください。

 ## 組織のローカルルールに気をつける

　どの部署でも、必ずローカルルールは存在します。基準手順にも書かれていない、マニュアルにも載っていない、自部署だけで通用する暗黙の了解事です。みなさんも部署異動した直後に「この部署ではこんなふうにするんだ」と多少の違和感を持った経験があるのではないでしょうか。しかし、半年もたてばその感覚は「当たり前」に変わっていきます。「うちの部署ではこうするのがルール」と違和感を感じなくなってしまうのです。

　そのルールは、作られた当時はエビデンスもあり、理由も明確で効果的だったのでしょう。しかし、時代とともに環境は変化し、いろいろなものが変わっていきます。しかしローカルルールだけは残り、誰も変えようと言わず、エビデンスがなくなったにも関わらず、今も延々と続けられることがよくあります。そのローカルルール、その部署だけの当たり前が、問題を引き起こしているケースが、結構あるのです。

 ## 相手の価値観を知る

　語り手の話を傾聴していると、個人の価値観に関する発言が登場してきます。

価値観はみなそれぞれで、違います。たとえば、部署にスタッフが２５人もいたら、全く違う価値観を持った人も多数いるはずです。特に、現代は、価値観が多様化した時代であると言えます。もちろん個人の価値観に良い悪いはありません。組織で一緒に働く以上、同僚が持つ多様な価値観は、認めなければいけないのです。相手の価値観を認めないことは、部署内での対立を生じさせます。当たり前ですが、大事にしているものは、みな違います。みんな違ってみんなよいのです。むしろ、いろいろな価値観を持った組織の方が、しなやかで柔軟性があり、強いとも言えるでしょう。レジリエンス[5]と言う言葉がありますが、まさに、レジリエンスを備えた組織になることが、今の時代、求められるのです。

　看護職の価値観を計る手法としては、キャリア・アンカーが有名です。これは、アメリカの組織心理学者エドガー・H・シャイン博士によって提唱されたキャリア理論の概念ですが、個人がキャリアを選択する際に、自分にとって最も大切で、これだけはどうしても犠牲にできないというアンカー（錨）となる価値観や欲求、動機、能力などを指します。船の錨のように、職業人生の舵取りのよりどころとなるキャリア・アンカーは、一度形成されると変化しにくく、生涯にわたり、その人の重要な意思決定に影響を与え続けるとされます。**図表2-13**のように８つに分類されます。

　教育・指導の際には、対象者が、どのような価値観を持っているのか、どのタイプなのか、どんなキャリアを考えているのかを知っておくことも大切なことと言えます。そのうえで、自己同一視をしないことが求められます。

5　回復力、再起力、しなやかさなどと訳される。困難な状況に遭遇しても、しなやかに回復し、乗り越える能力。

図表 2-13　8つのキャリア・アンカー

管理能力	責任ある役割を担うことを望む
技術的・機能的能力	自分の専門性を高め、現場で活躍することを望む
安全性	安定的にひとつの組織に属することを望む
創造性	新しいことを生み出すことを望む
自律と独立	組織にしばられず独立を望む
奉仕・社会献身	社会貢献や他人に奉仕することを望む
純粋な挑戦	困難な課題に挑戦することを望む
ワークライフバランス	仕事と個人の欲求を両立させることを望む

 ## リフレクション経験からの気づき

　筆者もこれまで、多くのリフレクションに関わり、グループワークに入らせていただきました。本章の最後に、これまでのリフレクションから、気づいたことをお話しします。

　ひとりの持ち時間は15分程度で、本人の語りからグループメンバーのコーチングを行っても、気づきに至らない代表的なケースを4つにまとめました（**図表 2-14**）。

図表 2-14　リフレクションしても気づきに至らないケース

> ① グループメンバーからのコーチングが不十分
> ② グループメンバーの概念化スキルが不十分
> ③ グループメンバーの仮説思考力が弱い
> ④ 語り手の他責思考

①は、メンバーのコーチングスキル不足が原因によるものです。一緒に解決策ばかりを考えてしまい、なぜ、こうなったのかという原因について、本人に質問しないままに「こうしたらよいのでは」「私はこうやってうまくいった」などの答えばかりを与えて、進めてしまうのです。

　②は、概念化スキル不足が気づきに至らない原因となるものです。できごとの表面的なところばかりを捉えてしまっていると、残念ながら気づきには至りません。掘り下げができないと気づきには届かないのです。

　③は、②とも関連しますが、掘り下げができない理由として、仮説思考力の弱さも目立ちます。こういう理由でこんなことが起きたのではないかという原因の仮説立案が不十分だと、気づきに行きつきません。

　④は、語り手の他責思考です。自分自身に原因があると受け止められず、相手や何かのせいにしてしまうのです。他責では、絶対に気づきは起きません。

　新人教育の会議などで、できないスタッフについて話している指導者をよく見かけます。自分の指導方法については、何も語らず・振り返らず（リフレクションせず）、できない・困ったスタッフに対する愚痴で終始してしまうのです。他責では、何も変わりません。この指導者は、スタッフのできない様子は自分の目で見えますが、自らの指導方法については見えていません。なぜ育たないのかではなく、なぜ育てられないのかと考えることができないのです。育たない理由を自責と捉えられないのです。そうであれば、周りが指導・教育担当者に事実を見せる（可視化する）必要があります。育成している自分に責任がある、自分が原因であると自覚してもらわないと、いつまでも若手スタッフや新人が悪者にされてしまいます。

引用参考文献
エドガー・H・シャイン. キャリア・アンカー——自分の本当の価値を発見しよう. 白桃書房, 2003, 105.

第3章

看護教育
リフレクションで使う
概念化スキル

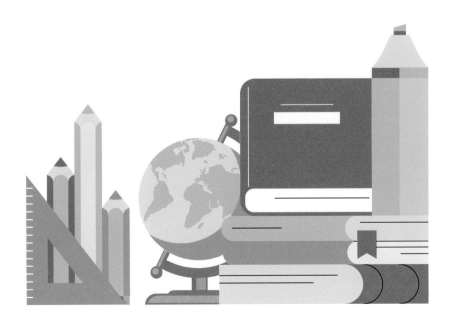

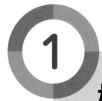

1 概念化スキルとは

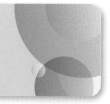

1 問題の本質や物事の大枠を捉えるのに必須の力

　本章では、看護教育リフレクションで必要とされる概念化スキルについて解説していきます。概念化の能力を定義すれば、以下のようになるでしょう。

> ・周囲で起こっている事柄や状況を、構造的、概念的に捉え、事柄や問題の本質を見極める能力
> ・抽象的な考えや物事の大枠を理解する能力

　言い換えれば、**俯瞰し応用できる力**と考えられます。

　教育の観点からは、個々の特殊性を抽象化して物事を捉えるスキルとも言えます。起こっている現象の奥にある意味を高い視座、広い視野に立って、論理的、分析的に考え、統合的判断と意思決定ができる力なのです。概念化スキルを発揮するには、さまざまな力が必要と言えます。

　全体像を捉えたうえで、本質を理解するとなると、実にさまざまな角度の見方、考え方をしなければなりません。正面からばかり見ていては全体を捉えられませんから、裏面から、上から、下から見るのです。そして、掘り下げ、それぞれの関連性を見ていくのです。

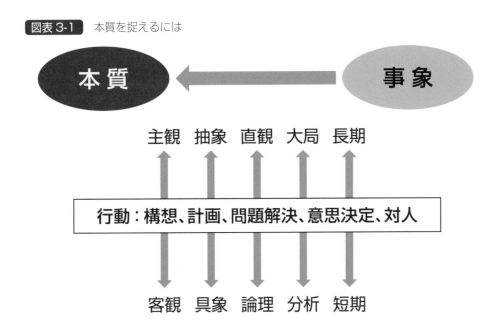

図表 3-1　本質を捉えるには

さまざまな角度と記しましたが、それぞれの「軸」で考えますと、抽象的／具象的、主観的／客観的、大局的／分析的、直観的／論理的、長期的／短期的の5つが挙げられます（**図表3-1**）。この5つの軸を、両端から見ていくことを繰り返す（**図表3-2、3-3**）ことによって、目に見える事象から、全体像と本質を捉えることができていくのです。

図表 3-2　概念的思考とは

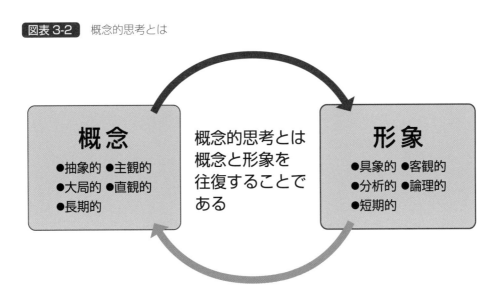

軸	プロセス	結果
抽象的／具象的	現実の現象を抽象化し、抽象的に思考（問題解決や意思決定）を行い、その結果を複数の具体的な事象や行動に落とし込む	これを繰り返すことで、現象からは得にくい結論を得ることができる
主観的／客観的	自身の価値観に基づき思考を行い、その結果について第三者的な視点から妥当性を検証・調整する	この繰り返しにより、誰もが共感できる結論を得ることができる
大局的／分析的	イメージで大雑把に物事を捉えたうえでそのイメージを定量的に説明することでイメージを明確にする	これを繰り返しながら、イメージレベルの思考を行い、結論を出すことができる
直観的／論理的	直観的に判断をした結果に対して論理的根拠を構成し、論理で得られた結果の妥当性を直観的に判断する	この繰り返しにより、不確実性のある中で合理的な結論を得ることができる
長期的／短期的	長期スパンの思考と短期スパンの思考を行う	これらを相互に繰り返し、それぞれの結果を統合し、短長期のいずれにおいても最適な結論を得ることができる

図表 3-3　概念的思考のプロセスと結果

　では、なぜ概念化スキルを身につけるとよいのでしょうか？　どんなメリットがあるのでしょうか？　簡単に言えば、本質を捉えることで、**「問題解決が的確にできる」**ことと、**「人を育てることができる」**というメリットがあると言ってよいでしょう。すなわち、看護教育担当者にとっては、必須のスキルなのです。

 問題解決が的確にできる

　概念化スキルを身につけることによって、本質が見えるようになります。本質が見えれば、問題解決は簡単です。根本を解決していきますから、問題の再発がありません。

　問題解決には、この「再発しない」ということが重要です。本質が見えない人

は、問題が起きるたびに、その問題が起きた部分だけ、表面だけに対応すること
になります。言い換えれば、「根っこがそのまま残っている状態」です。根っこ
が残っていますから、時間がたてば、また、表に問題が出てきます。いわば、雑
草と同じです。見えている上の葉っぱの部分だけでなく、しっかり根こそぎ抜か
ないと、残った根っこから、また雑草が生えてきます。目に見えている地上の草
だけに対応するのではなく、深く・広く張っている根っこをしっかり除去しなけ
ればなりません。根っこをなくさないと、問題はまた形を変えて出てきます。こ
れが再発です。火種は消し去る、もぐらの巣は一掃しないと再発してしまうので
す。

　根っこを処分し、火種をなくし、巣窟を叩くためには、それらがどこにあるか
を探さなければなりません。これらは「問題の本質」ということになります。根
本原因、すなわち本質を「探す能力」を持たねばなりません。この本質に迫る能
力こそが、概念化スキルなのです。

　現場で日々起こる問題解決を求められる教育担当者は、本質に迫る概念化スキ
ルを持たねばなりません。概念化スキルを身につけるということは、すなわち、
本質がどこにあるかを見極められることを意味します。本質は、根っこや巣窟の
ように、表面的には見えないことが多いものです。本質に迫ることができたなら
ば、問題解決の大半は成功したようなものです。後は、その問題に真摯に取り組
み、改善または改革の行動を起こしていきます。

　本質に迫るといろいろなものが見えてきます。「しくみ」がなかったり、ルー
ルがおかしかったり、ルールはあっても時代に合わなくなっていたり、思い込み
があったりなどなど。しかし、可視化された問題は、手順を追って解決すること
ができるようになります。

人を育てることができる

　本質は、根っこのように表面的には見えないことが多いと述べました。問題解
決も人を育てるのも、基本的には同じです。スタッフが、自分自身では見えない
ものを、教育担当者がさまざまな手法で見せてあげることで、人は気づきが起こ
ります。ジョハリの窓（**図表3-4**）に当てはめれば、「自分が知らない自分（盲

点の窓）」を見せてあげるのです。見せてあげるのは悪いところだけにとどまりません。よいところも見せてあげましょう。人は案外、自分のことはわからない、見えないものです。鏡があってこそ、初めて自分の顔が見えるのです。教育担当者が鏡の役割をしない限り、スタッフは自分の本当の姿を知ることはないのです。自分の本来の姿を客観的に見られるようになると、改善のポイントもわかります。よいところも認識できます。

図表 3-4 ジョハリの窓

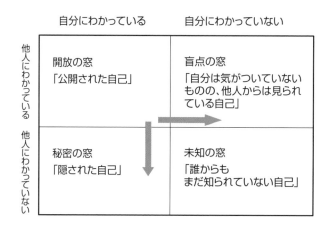

概念化スキルの高い人ほど人材育成が上手なのは、スタッフに共通する課題を見つけられるからにほかなりません。結果、多くのスタッフを育成できます。一方で、概念化スキルが低いと、個別対応ばかりに時間がとられ、結局誰もちゃんと育成ができないという残念な形になってしまったりします（**図表3-5**）。

図表 3-5 人材育成と概念化スキル

○概念化スキルの高い人
→多くのスタッフに共通する課題を見つけ、
　その課題を重点的に育成し、それ以外は個性を重視する

●概念化スキルの低い人
→個別対応をするが、時間がなくなり結局育成できない

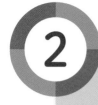

2 概念化スキルに必要な5つの軸

ここからは概念化スキルで必要な5つの軸について見ていきます。

1 抽象・具象

　抽象化力が高いと、本質を捉えやすくなります。世間的には、「抽象的」という言葉にあまりよいイメージがないようです。たとえば「そんな抽象的な言い方ではわからないから、もっと具体的に話してください」などと、たしなめられたりします。基本的には、会話では明確で具体的な話し方が求められます。一般に、「あいまいでわかりにくいことは、望ましくない」と捉えられているからでしょう。しかし、抽象化する力は、実は、概念化スキルには必須の能力なのです。

　看護師は、「事例」で考えることや説明されることを好みます。私は全国の多くの病院や看護協会で講義をしますが、事例を入れて説明すると、わかりやすく理解しやすいという感想をいただきます。では、なぜ、「事例」はわかりやすいのでしょうか？　それは、具体的だからです。しかし、ひとつの事例ですべてのことは網羅できません。そこで、その事例に似たことがないか、他に使えないかを連想します。抽象化したうえで、似たようなことに「応用」すればいいのです。応用するには、出来事を俯瞰し、その事例の本質を捉えなければできません。また、応用するには、応用できそうないくつかの事例を想定、すなわち大枠で考えなければなりません。つまり、ひとつのことを他に応用ができれば、その人は、概念化スキルがある、と言えるのです。

概念化スキルが不足すると

　言われたことはできるのに自分から解決方法を見いだせない、答えを与えるまで何も行動しない、すぐに周りに訊いてしまって自分で考えない、一度やった失敗を何度も繰り返す——これらはすべて、概念化スキルが不足していることに起因します。マニュアルや手順、基準の存在に慣れ過ぎてしまっているのかもしれ

ませんが、看護も育成もマニュアル通りにいかないことが多いはずです。マニュアルにないことが起こった時に、どう対応するのか、どう俯瞰してそのできごとを捉えるのか、これまでの成功例から得た知見をどう応用するのか、はたまた、全く別の対応をするのかなどを考えなければなりません。

　教育事例においても、一例一例は大切です。しかし、その具体的事例を抽象化、一般化し、いかに応用できるかが教育担当者としてより大切なのです。ひとつの事例から、10の応用ができるようになれば、とても教育が楽になります。仮説を立てる、考える、予測するなどを行うことこそが、教育担当者にとって重要なのです。

 ## 抽象的≠あいまい

　ここでひとつ確認しておきましょう。抽象的という言葉の意味には、「あいまいである」という意味はないということです。おそらく、「そんな抽象的な言い方ではわからない」と話している人の多くは、抽象的＝あいまいと勘違いしているはずです。わかりにくいことと、あいまいであることとは意味が異なります。

　実は抽象的に考えることで、応用が効いたり、分類してまとめて対応できたりします。また、抽象的に考えることは、問題解決に適しているのです。まず、ここを理解してください。抽象的に考えることと、具象的（＝具体的）に考えることの特徴については、**図表3-6**に整理しました。違いを再確認してください。

図表 3-6 抽象と具象

抽象的に考える	具象的に考える
☐ 応用が利く	☐ 応用が利かない
☐ わかりにくい	☐ わかりやすい
☐ 条件を落として考える	☐ 詳細な条件を加えて考える
☐ 分類して、まとめて対応する	☐ 一つひとつに個別に対応
☐ 問題解決に適している	☐ 問題発見に適している

　問題解決時に使われる抽象化力は、真の原因やものごとの本質を捉える際にも有効です。本質を捉えることで、再発しない問題解決に近づきます。また、現場で発生する諸問題に共通する原因を見つけることができるため、一度に複数の問題解決をする際にも抽象化は有効です。このように、抽象化力は、教育担当者にとって必要不可欠な能力なのです。

　あらためて、「抽象」の意味を確認しておきます。抽象とは「事物または表象からある要素・側面・性質を抜き出して把握すること」を言います。抽象の「抽」は、抽出、抽選などに使われるように「何かを抜き出す」ことを表します。すなわち、抽象的とは、「共通した要素を抜き出して一般化していること」を指すのです。抽象化によいイメージがないのは、一般化されすぎて、「わかりにくい」からです。繰り返しますが、わかりにくいというだけで、決してあいまい、ということではありません。

抽象化する２つの方法

　抽象化する方法は大きく分けて「一般化」と「単純化」の２つです。一般化とは、「一つひとつの具体例に対して、その上位概念として包括する一般的な言葉に置き換える」やり方です。一方、単純化は「複雑な事象のうち、当該目的に合致した部分のみの特徴を取り出し、枝葉を切り捨てる」方法です（**図表3-7**）。

図表3-7　抽象化の方法

一般化	一つひとつの具体例に対して、その上位概念として包括する一般的な言葉に置き換える
単純化	複雑な事象のうち、当該目的に合致した部分のみの特徴を取り出し、枝葉を切り捨てる

　看護の世界での抽象化するものの代表は、「サマリー」です。患者の退院時などに、退院先や連携機関・施設に患者の情報を送る際に書く要約には、抽象化力が求められます。入院期間中のできごとや膨大なデータ、情報から大切と判断したものを抜き出し（＝いらないものを捨てる）、文章化する行為は、まさに抽象

化力（単純化）が求められます。どのできごとを抽出するか、数あるデータから
どれを抜き出して書くのか、全体を捉え、どのように短い言葉で置き換えるのか
（一般化）を考えたサマリーは、まさに患者情報を凝縮したものであり、本質を
捉えた表現となります。

2　主観・客観

　主観とは、自分の見方・考え方です。客観とは、第三者的な見方のことを言い
ます（**図表3-8**）。概念的に物事を捉える際には、この客観視が欠かせません。
「医療者側から見たらこう見えるけど、患者側から見たら、このように見えるの
ではないか」「自分たち教育・指導者側はこう思うけど、受講者側はこう受け止
めるのではないか」、と常に、自分とは異なる立場からは、どのように見えるの
かを考えようというのが客観視の主眼です。

図表 3-8　主観と客観

主観的に考える	客観的に考える
□ 自分の価値感で考える	□ 共通的な価値感で考える
□ 自分の視点（前提）で考える	□ 第三者の視点（前提）で考える
□ 誰もが納得するわけではない	□ 誰もが納得する
□ ロジックは存在するが、自分の前提が含まれる	□ 論理的である
□ 理論に矛盾しない	□ 理論そのものである

　主観と客観に関して、看護師にとって一番身近なのが記録形式ではないでしょ
うか。看護師と記録の問題は、切っても切りはなせない、いわば永遠のテーマと
いってもよいでしょう。紙のカルテから電子カルテに変わろうが、それは記録の
方法が変わっただけで、書き手の看護師側の問題は変わりません。

アセスメントには概念化スキルが使われる

過日、ある病院の看護部長と記録について話す機会がありましたが、看護師が記録が苦手というのは今に始まった話ではなく、その昔から看護師はアセスメントの表現に苦慮していたのです。ＳＯＳＯと主観と客観ばかりの羅列になって、アセスメントに苦しんでいるのが現実です。この本を手に取っていただいた方は、看護教育担当者の方が多いと思います。釈迦に説法となり恐縮ですが、あらためてＳＯＡＰについて説明したいと思います（**図表3-9**）。

図表 3-9　SOAP とは

S	Subjective-date	主観的データ。患者の訴え、病歴など
O	Objective-date	客観的データ。観察したこと、検査して得たデータなど
A	Assessment	「S」データ、「O」データからどういう判断、評価をして問題点を抽出したか
P	Plan of care	患者の問題について、今後しようとする看護計画

あらためてこの図を見て気づいた方もいると思いますが、実は、「Ａ」＝アセスメントにこそ、「概念化スキル」が必要なのです。**『「S」データ、「O」データからどういう判断、評価をして問題点を抽出したか』**という作業には、さまざまなスキルが必要です。アセスメントをすることは、まさに概念化スキルを使うことであると言ってよいでしょう（**図表3-10**）。

アセスメントは、表面上のデータを見ただけでは書けません。「Ｓ」と「Ｏ」の両方のデータを統合して、深く考えなければ書けないのです。すぐに書こうとしてもそう簡単にはいかない代物です。手順で言えば、考えてから書くのです。考える際に必要なのが、実は概念化スキルなのです。もっとも、それ以前に「Ｏ」の「観察」が不十分では書くことができないでしょう。

ごぞんじの方もいると思いますが、「評価」を意味する英単語の中のひとつにも「アセスメント」があります。評価も患者のアセスメントも根本は同じと言っ

てよいでしょう。細かい部分的なことだけを見てはいけません。全体を見るのです。全体を見ないと、正しい評価はできないのです。

　例えば、10回に1回成功する程度のスキルしかなくても、観察した1回が、たまたまできた1回だったということもあり得ます。「できた」というできごと、表面だけでなく、そのための正しい技術が身についているのかどうか、なぜ、このケアを行うのかというエビデンスとなる知識を持っているのかどうか等々――できたという表面的な事象だけを見て「A評価」とするようなことは慎まなければなりません。

人の評価にも概念化スキルが必要

　人の評価も同じです。まずは、スタッフの仕事振りをしっかり観察します。どんな状態にあっても、安定的に反復できるか・再現できるかなどの客観的な事実を観察してデータを積み上げていきます。そのうえで、評価基準に照らしてできているのか・できていないのか、スキルが身についていると言えるのかどうか、どこがよかったのか、達成したかなどを総合的に判断し、評価していくのです。そのうえで、今後どうやって育成していくかの計画を立案します。

　概念化スキルがないと、患者のアセスメント、スタッフの評価はできません。もちろんアセスメントや評価にマニュアルは通用しません。参考にはしても、最後は自分で考えなければならないのです。こう考えれば、看護ケアのために患者をアセスメントする看護師は、スタッフの教育・育成にも概念化スキルが必要ということがわかるかと思います。質の高いアセスメントは質の高い看護計画につながります。その結果、質の高い看護ケアを実現する源となるのです。

図表 3-10　アセスメントとは概念化スキルを使うこと

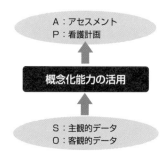

3　論理的思考──直観・論理

　論理的思考は、教育担当者のみならず、社会人に必須の思考法です。論理的思考ができないと、次のような事態を招きかねません。

- ・同じ失敗を繰り返す
- ・経験から学ぶことができない
- ・禁止事項ばかりが増える
- ・目先の対応に忙しく、時間がなくなる（アクティブ・ノンアクション：不毛な忙しさ）

　結果には必ず原因があります。この因果関係の筋道を立てることが、論理的思考と言えます。しかし、私たちは、目に見える「結果」ばかりを見て、考えてしまいます。結果を見て、対策を講じようとしてしまいます。たとえば、転倒が起きたら、その原因を考えることより「ベッド柵をつけよう」「センサーを利用しよう」などの対策ばかりを考えがちです。これは、早く解決したいがための行動と言えますが、実は、「原因」をあまり考えられていないケースが散見されます。仮説的推論でもよいので、結果から原因を明らかにして、すなわち、論理的思考によって問題解決しなければならないのです（**図表3-11**）。

図表 3-11　論理的思考とは

> 難しいものを単純にし、
> 構造化(誰が見てもわかりやすく)して、
> 相手を納得させ、相手と協調するための
> 思考方法
>
> 「筋道立てて物事を考えること」

看護職は論理的思考が弱い？

　筆者が代表取締役を務める会社が主催する概念化スキル研修を受けていただいた看護職の方々には、コンセプチュアルスキル診断というテストを受けてもらうことがあります。この診断結果では、如実に看護職の特徴が現れます。5つの軸があるのですが、その中で極めて点数が低いのが「直観的・論理的」の軸なのです。

　看護職ですから、患者さんを観察し、アセスメントしていく中で、「直観」の力は職業的に鍛えられており、むしろ高いと考えられます。となれば、論理的思考が低いことが推測されます。逆に言えば、論理的思考をトレーニングすることで、概念化スキルの力も高まると思われます。

　論理的思考のポイントは、因果関係の筋道を立てることです。要は、主張や結論を支える「根拠」が示されているかが大切になります。あいまいさがあると、論理的とは言えません。「主張（結論）」と「根拠」を示す際には、以下のようなことが求められるのです。

> ・用語、言葉が正しく使われている
> ・「意見（考え）」と「事実」がはっきり区別されている
> ・根拠となる「データ」が正しい

図表3-12 直観と論理

直観的に考える

- □ 総合的（イメージ的）である
- □ 迅速で、突発的である
- □ 感情が含まれることがある
- □ 正しいという保証はない
- □ 問題解決に適している

論理的に考える

- □ 限定的である
- □ 計画的である
- □ 感情は含まれない
- □ 正しいがそれがすべてではない
- □ 問題発見に適している

図表3-12に直感的な考え方と論理的な考え方の特徴を対比させました。このように、論理的に考える際には、感情を含めてはいけません。感情が入ると、論理性は一気に崩れてしまうのです。

4 大局・分析——俯瞰

　大局的とは、高いところから全体を捉えて俯瞰するイメージです。細かいことは無視して、どんな流れになっているのかという傾向を捉えます。一方で、分析とは細かく見ていくことです（**図表3-13**）。

　問題解決においては、部分最適化を図るより全体最適を目指すことが求められます。看護教育担当者としては、両方とも重要ですが、特に、大局的に見ることで全体像を捉えることができます。できごとを俯瞰する、自分をメタ認知（p.93参照）することができるかどうかで、問題解決や育成に大きな差が出ると思われます。

図表3-13 大局と分析

大局的に考える	分析的に考える
□ 分解せずに考える	□ 部分に分解して考える
□ 傾向を把握する	□ 現象を把握する
□ 個々の現象に振り回されない	□ 個々の現象を重視する
□ すべての部分において正しいとは限らない	□ 部分においては正しいことが多い
□ 問題解決に適している	□ 問題発見に適している

 ### 俯瞰力は必須のスキル

　俯瞰とは、「高い位置から見下ろすこと」を指します。鳥瞰（ちょうかん）と同じ意味です。問題を解決するには、鳥のように全体を見渡し把握していくような視点が必要です。同じ位置、同じ立場、同じ領域、同じ現場、同じ景色、同じ目線で見ても変化や課題などを見つけ出すことができないのであれば、高い視座から見てみましょう。もちろん、人間は鳥のように飛べませんから、そのように思考するので

す。教育担当者は、出された意見を俯瞰するだけでなく、その場の状態や対象者の様子など、常に全体を見渡して、教育を進めていく必要があります。その意味でも、俯瞰力は必須のスキルです。

　全体を俯瞰する教育担当者は、対象者にあることを説明する際、必ず、誰もが共有している全体像から当該テーマにズームインするように話していきます。しかし、俯瞰力が弱いと、いきなり自分の視座、視点（相対座標）から説明を始めて、必要があれば、思いついたように全体像に話を広げていきます（ズームアウト）。ズームアウトした説明では、初めて話を聞いた人はどのあたりの話をしているのかわかりません。全体像を捉え、伝えることが最優先なのです。

　俯瞰力が弱いと、目の前のことや自分の近く、見える範囲のことしか見えません。しかし問題の真の原因や本質は、今いるところから案外離れたところ、見えないところにあることが多いものです。そうであれば、俯瞰ができなければ真実を捉えることができなくなってしまいます。

　俯瞰の重要性を考えるにあたっては、天動説・地動説で説明するとわかりやすいかもしれません。地動説を唱えたのはみなさんごぞんじのコペルニクスですが、それまで他の学者は、地球は宇宙の中心に位置して動かず、地球の周りを太陽や他の星が動いていると考えていました。太陽は東から昇り、西に沈みます。普通に暮らしていて、空を見上げれば、確かにそう見えます。見かけ上は、地球が中心にあるように思えます。天動説が当たり前だった時代にコペルニクスが地動説を唱えると、何をばかなことを言うのだと世間から大いに非難された話はあまりにも有名です。

　しかし、真実は違いました。中心にあるのは太陽で、地球が太陽の周りを自転しながら公転しているのです。地球にいてはわかりませんが、宇宙に出て、太陽系の外まで離れて俯瞰すれば、真実が見えてきます——実際には、人間は太陽系の外に行くのは不可能ですが、このように俯瞰することで初めて全体像が捉えられ、真実がわかるのです。

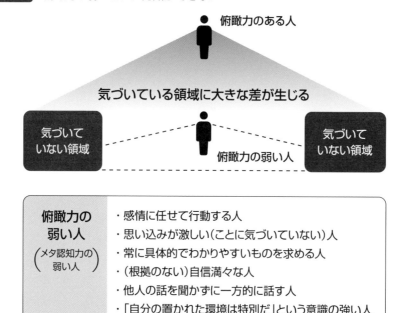

図表 3-14 俯瞰力が弱いとメタ認知ができない

俯瞰力のある人

気づいている領域に大きな差が生じる

気づいて
いない領域

気づいて
いない領域

俯瞰力の弱い人

俯瞰力の弱い人 （メタ認知力の弱い人）	・感情に任せて行動する人 ・思い込みが激しい（ことに気づいていない）人 ・常に具体的でわかりやすいものを求める人 ・（根拠のない）自信満々な人 ・他人の話を聞かずに一方的に話す人 ・「自分の置かれた環境は特別だ」という意識の強い人

　俯瞰力の弱い人は、自分自身をも客観視できなくなります。後述の、いわゆるメタ認知力が弱いのです。俯瞰力の弱い人の特徴として、感情に任せて行動したり、思い込みが激しかったり、常に具体的でわかりやすいものを求めたりします（**図表3-14**）。

　現場目線、という言葉があります。現場に近いところで見ることには、問題が発見しやすいというメリットがあるのは事実でしょう。しかし、現場にどっぷりつかってしまうと、気づいている領域が狭くなってしまい解決策が見出しにくくなります。目の前のことは認識できても、少し離れたところが見えないのです。問題を解決するには、俯瞰して視野を広げていかなければならないので、これでは困ったことになってしまいます。

　唐突ですが、ラグビーは1チーム15名と、球技の中でも一番プレーヤー数の多い競技ですが、ラグビーの監督はグラウンド上にいるのはまれで、たいていスタンドに座り指示を出します。これはスタンドの方がゲーム全体を俯瞰できるからです。俯瞰できれば、全体を見渡し、相手の防御の弱い部分などがわかります。スポーツ中継時のテレビカメラを競技場の上に設置するのも同様の理由で

す。よい結果を出すには、俯瞰力が欠かせないのです。

メタ認知という能力

　自分を正しく知る、認知できるかどうかを測る力、自分自身を俯瞰的に捉える能力をメタ認知能力と言います。「メタ」とは「高次の」という意味があり、自分の認知のあり方を、さらに認知することだと理解してください。

　成人用メタ認知尺度として知られる「Metacognitive Awareness Inventory」（Schraw & Dennison、1994）では、メタ認知を測る因子を抽出しています。以下に代表的なものを示します。自分のメタ認知度を試しにチェックしてみてください。

1. 自分が用いる方法がどのような問題解決の時に、最も効果的なのかを知っている
2. どのようなやり方が有効か、十分考えてから課題に取り組む
3. 問題の中の重要な部分に意識的に注意を向けている
4. 自分がどの程度よく理解できているかについてうまく判断できる
5. 問題が解けた時、自分がどういう方法を用いたかわかっている
6. 問題に取り組んでいる時に、うまくいっているかどうか、定期的に自分でチェックしている
7. 勉強する時は、その目的に合わせてやり方を変える
8. 勉強したり課題を行う時には、計画を立てる
9. 考えが混乱した時には、立ち止まり、もとに戻って考えてみる

メタ認知能力は、思考を文章や図にしてまとめるクセをつけることで、トレーニングできると考えられています。ぜひとも、メタ認知能力を高めてください。

5 短期と長期——批判的吟味とメンタルモデル

図表3-15 長期と短期

長期的に考える	短期的に考える
□ 未来における利益を重視する	□ 目先の利益を重視する
□ 目先の利益は保証されない	□ 目先の利益が最適化する
□ 未来の利益が最適化する	□ 未来の利益は保証されない
□ 不確実性が大きい	□ 不確実性は小さい
□ 問題解決に適している	□ 問題発見に適している

 変化する時代には長期的な視点が必要

なにごとも、必ず変化します。金属ですら、長い年月で金属疲労を起こすのです。今の時代、目まぐるしい変化のなかにありますから、短期的な今だけを捉えるのでなく、長期的な視点も持ち合わせる必要があります。長期的に考えること、短期的に考えることの特徴を**図表3-15**に整理しました。

特に現在は、環境の変化が大きい時代と言ってよいでしょう。新型コロナウイルス、働き方改革、地域包括ケアシステムと少し考えるだけでも、たくさんのキーワードが出てきます。大きなうねりの中にあって、パラダイムシフトが起きていると言えるでしょう。

これだけ変化が激しいと、これまでの常識が通用しなくなります。AIの発達は、目を見張るばかりです。今の時代に合っていないことがどんどん増えてきます。教育についても同様です。これまでの手法、やり方が古くなり、知らず知ら

ずのうちに、通用しなくなっているかもしれません。このような状況では、「そもそもこれって正しいの？」という批判的思考が必要となります。変わっていないようで、さまざまなことが少しずつ変化しています。時間の経過とともに、目に見える変化、目に見えない変化が起こっているのです。「これは当たり前」は通用しなくなってしまっている可能性が大きいのです。そんな時代においては、常に批判的吟味が必要と言えます。

 ## メンタルモデルのメリットと限界

　自分が持っている前提、こうあるべきという考え、これが当たり前というもの、先入観や思い込み、暗黙の了解事項、思考のクセ…これらは、「メンタルモデル」と呼ばれています。人は物事を捉えようとするとき、まず自分の脳の中にある記憶や概念に照らし合わせようとします。このような、人が物事を理解するために前提として持っている「認識の枠組み」が、認知心理学の用語で言うところのメンタルモデルなのです。それぞれが、心の奥底に持っているイメージや仮説ともいえますし、モデルですから、私たちの頭の中にある世の中の模型のようなものでもあります。

> **メンタルモデルとは…**
>
> ・人が物事を理解するために前提として持っている「認識の枠組み」
> ・心の奥底に持っているイメージや仮説。私たちの頭の中にある世の中の模型
> ・自分が持っている前提、こうあるべきという考え、これが当たり前というもの、先入観や思い込み、暗黙の了解事項、枠組み

　ここまで読まれた方は、メンタルモデルが悪いものと思うかもしれません。しかし、よい面もあります。メンタルモデルの存在が、行動がうまくいく助けにな

るのです。あることがうまくいくと、それは学習して脳にインプットされて、その行動を繰り返します。この繰り返される行動は、その後ほぼ自動的に行われるようになっていきます。実際、私たちは生活や仕事において、行動の7～8割は無意識下で行動し、顕在意識で考えて行っている行動は2～3割に過ぎないと言われています。

思考のクセを排除する

メンタルモデルは、私たちの過去の体験や学習をもとに形成されています。メンタルモデルのおかげで、私たちは日々の一連の行動のほとんどを自動化できていると言ってよいでしょう。しかし、過去の成功体験がいつも通用するとは限りません。多くの場合、時間がたつとメンタルモデルによる想定や予測とは異なった結果となるのが一般的です。これはメンタルモデルの限界を表わしています。メンタルモデルがあくまでも頭の中でつくった模型である以上、うまくいかないほうが多いと言ってよいでしょう。そして、メンタルモデルの集合体が「風土」になります。何か問題があっても「しかたない」で済ませてしまう組織は、個々人の相互作用が起きることで、「しかたない」が組織の風土となってしまいます。

この思考のクセを意識して、排除することが大切です。人は新しいことに取り組むより、同じことを繰り返してするほうがはるかに楽です。何も考えないと、無意識にこれまでと同じやり方を選びます。そして失敗を繰り返します。改善ではなく、改革をしない限り、自ら動かない限り、パターンは変えられないのです。教育担当者は、このことを肝に銘じなくてはなりません。

第 4 章

看護教育リフレクション

（後輩のリフレクション支援）

の進め方

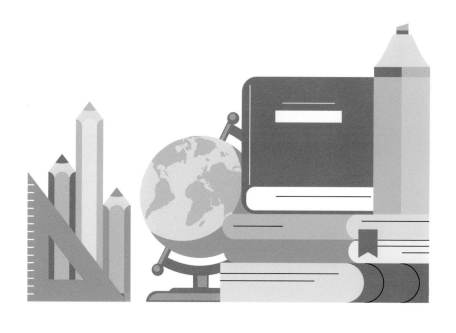

1 新人・若手スタッフへのリフレクション支援の進め方

　筆者が講師として伺う病院の多くでは、看護管理者向けの「看護マネジメントリフレクション」が実施されています。教育担当者向けのリフレクションについても、近年、徐々に増えており、ニーズの高さが伺えます。ただ、新人・若手スタッフが行うリフレクション支援については、必ずしも正しく行われていない印象があります。本章では、教育担当者が、新人や若手スタッフが行うリフレクションの支援をどう進めたらよいかについて、詳述します。

1　リフレクション支援の具体的な進め方

準備——リフレクションへの理解を揃える

　リフレクションという言葉をよく耳にするようになり、教育担当者であれば、言葉としては、誰もが知っていると思います。しかし、その具体的方法となりますと、「振り返り」という言葉に置き換えてはみるものの、どのように振り返ればよいのかわからず、正しい手順で進められているとは限りません。

　後輩のリフレクション支援をするには、まず、この**正しい手順をしっかりと理解し、共有することから始めていくとよい**と思います。みなが思っている「リフレクション」の定義、理解が少しずつ異なっている可能性があるからです。リフレクションを部署で、あるいは看護部で進めていくのであれば、まず、ここの意識を揃えていくことから始める必要があります。

　部署内で勉強会を行うのもよいですが、可能であれば、新人教育やラダーなどの教育担当者、教育委員が集まって理解を深め、標準化することもよいと思います。簡単なミニ学習会で「リフレクション」の知識の再確認を行い、何をすればよいのかのイメージを関係者の間で揃えておきましょう。

記述・描写——書くことが重要

　若手スタッフが行うリフレクションのテーマは、自身の看護ケアの振り返りがメインになります。なかでも、うまくいかなかったことを取り上げてくるはずです。インシデントを起こした、医師や患者を怒らせてしまった、多重課題で判断を誤った——などが考えられます。

　リフレクションのスタートは、どんなできごとだったのかを記述することから始まります。少し手間に思うかもしれませんが、あえて時間を取り、対象者には、どんなできごとであったのかを事前に書いて提出してもらうことから始めてください。ここでの**注意点は、事実と感情を分けること**です。少なくとも、この点はしっかりと守るように指導したうえで提出してもらいます。

　この記述・描写のプロセスは、リフレクションにおいて成否のカギを握る部分です。記述させずに口頭だけで振り返りを求めても、有効なリフレクションにならない可能性が高いのです。話だけでは客観視があまり進まず、表面的な振り返りとなって深堀りができず、気づきが起きないケースがほとんどなのです。まずは、Gibbsのリフレクティブ・サイクル（**図表4-1：p.14〜31参照**）を忠実に実行することが求められるのです。以降、リフレクティブ・サイクルに則って説明していきます。

図表 4-1　リフレクティブ・サイクル（再掲）

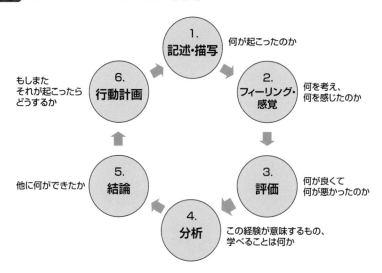

リフレクションの実施——基本は 1 対 1

　記述された事例が提出されたら、いよいよリフレクションを実施します。ここでは、新人と指導者・プリセプター（または教育担当者）を想定して解説します。基本は 1 対 1 でのリフレクションです。新人と指導者との関係性は良好であり、かつ信頼関係が築かれていることが前提です。

● リフレクションの時間

　看護教育リフレクションの時間は、「語り＋評価分析で15分〜 20分」が目安です。気づきの整理と今後の行動計画立案は、合わせて10分程度で行います。トータルで30分程度を見込んでおくとよいでしょう。時々、極めて早く終わってしまうケースがありますが、そうした場合は、評価・分析が不十分であることが多いです。

● 体制・オブザーバー——3人グループも考慮する

　1 対 1 でのリフレクションにおいて、指導者（プリセプター）は、ファシリテートとコーチング、時間係をすべてひとりで実施することとなります。ただ、1 対 1 でのリフレクションでは、できごとの客観視が不足する可能性があります。指導者がしっかりとコーチングできれば客観視不足の懸念はありませんが、全員が全員、そうした力量を備えていないこともあるでしょう。心配があれば、もうひとり別の教育担当がメンバーとして参加して、3 人グループでリフレクションを実施してもよいでしょう。あるいは、セッションの評価目的で、3 人目はあえて評価・分析に参加せず、オブザーバーとして観察に徹し、客観視し、後で発言する方法もあります。状況に応じて、フレキシブルに対応するとよいでしょう。

何が起こったのか——事実を具体的に書いてもらう

　初めての場合は、事前に書き方をしっかりと伝えておく必要があります。分量の目安として、A4用紙半分から 1 枚程度で十分です。可能であれば、どのようなフォーマットでもよいのでリフレクションシートを準備しておくとよいでしょう。

　重要なのは、いつ、どこで、どんなできごとであったのか、**事実を具体的に書いてもらうこと**です。イメージとしては動画の再現ドラマを見るような感覚です。誰がいて、どんな状況で、何をして、何が起こったのかを詳しく書いてもらいましょう。長文である必要はありません。5分程度で語れる分量でかまいません。特に、**自分が何をして、何をしなかったのかという「事実」を忠実に記述することが大切**です。過去の経験ですので、覚えていないこと、思い出せないことがあってもかまいません。覚えている事実だけをできごととして、再現します。ここでのポイントは、先に述べた通り、事実と感情を分けて書くことです。感情は後で振り返ります。まずは、どんなことが起きたのか、事実のみを忠実に再構成していきます。

 ## 事実と感情の分離——感情について振り返る

　リフレクティブ・サイクルのフィーリング・感覚に該当する部分です。リフレクションシート等で、事実の記述・描写の提出があったら、いよいよ対面でのリフレクションとなります。

　対象者に、記述してきたできごとを述べてもらったのち、そのできごとにおける自身の感情、すなわち「フィーリング・感覚」についても振り返ってもらいます。できごとの場面でわき上がってきたその時の感情について、振り返るのです。「イライラした」「怒りを感じた」「焦っていた」など、思ったこと、感じたことを大いに語ってもらいましょう。怒りなどの二次感情（**p.20**）が語られた場合、隠れている一次感情（**p.20**）についても、掘り下げていきましょう。隠れた感情に気づくことも大切なことです。

　感情表現のあるところには、エネルギーが宿っていると考えます。感情と理性を比較すれば、圧倒的に感情の方が熱量で上回ります。実は、**感情表現がなされたところはリフレクションの重要なポイント**なのです。ただ、第一章で述べた通り、決して感情的に事実を振り返ってはいけません。この点だけ注意して、指導者は、フィーリング・感覚の振り返りを傾聴しましょう。

評価・分析・結論──論理性を意識する

リフレクティブ・サイクルの評価、分析、結論の部分です。

感情についての振り返りができたら、次に、論理性を意識して、評価・分析をしていきます。論理とは、いわずもがな「考えや議論などを進めていく筋道」「思考や論証の組み立て」「思考の妥当性が保証される法則や形式」「事物の間にある法則的な関連」のことです。問題が起きているということは、何らかの結果によるものです、結果には、必ず原因があります。その因果関係をこの評価・分析のパートで検証していきます。

手順のどこかが抜ければ、筋道が立ちません。たとえば、インシデントは何かしらの不備があったために起きるのです。その抜けたところ・不備だったところを、ここで一緒に探していきます。「何が足りなかったのかな？」「何が抜けたのだろうか？」「不十分なものとしては何が考えられる？」などの質問で考えさせるとよいでしょう。その他、論理性を問う質問の例を、**図表4-2**に示しましたので、参考にしてください。

図表4-2 論理性を問う

質問の順番	種類	質問例
1	**明瞭性の懸念** 使っている言葉や文章の意味があいまいでないか	「〜はどういう意味ですか?」
2	**存在の懸念** 言っていることが本当に存在しているか、事実か	「〜というのは本当ですか?」 「みんなって言うけど誰?」 「常にそうなのですか?」 「具体的には?」
3	**因果関係の懸念** 因果関係が正しいか	「○○の結果、××が起こるんですね?」 「もし○○ならば、結果として××と読んでみてしっくりきますか?」
4	**十分性の懸念** 他にも原因があるのではないか	「他に原因はありませんか?」 「それだけで××が起こるんですね?」

　また、論理の検証（**図表4-3**）には、根拠・結論の道筋に加え、前提について
も確認していく必要があります。この前提は隠れているケースが多いため、質問
で明らかにしていきます（**図表4-4**）。

図表4-3　論理の検証

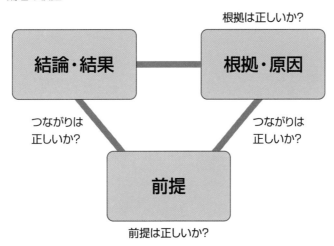

図表4-4　隠れた前提

1	事実に関するもの	大前提が隠れていないか？
2	価値判断に関するもの	価値観が隠れていないか？
3	言葉の定義に関するもの	都合よく歪めていないか？
4	基準に関するもの	評価に用いられた基準は何か？
5	視点に関するもの	それは誰の視点から見た利害・価値観か？

評価、分析を経て、原因・結果・前提が明らかになったら、次いで、結論を出します。問題の本質はどこにあったのかを明らかにするのです。原因は、複数あがってくるケースが多く見られます。複数の原因に共通するものがあれば、それが本質です。あるいは、さらに掘り下げられる場合もあるでしょう。掘り下げて一番奥底にある要素が、真の原因であったりします。ここでは、できる限り掘り下げていくことが求められます。あるいは、まさにこれがないから、問題が起きたと特定できる場合もあるでしょう。その場合でも、「なぜないのか？」を考えていきます。可能な限り「なぜなぜ」と深掘りしていきましょう。ここでは、氷山モデルや抽象化力、論理的思考力を活用して、結論づけられるように支援してください。

行動計画（アクションプラン）作成

リフレクティブ・サイクルの最後の部分です。

結論、すなわち、問題の本質が明らかになれば、そこから具体的な解決策を考えていきます。いろいろな要素が複雑に絡み合っていたとなれば、一番効果の高い方法を選択するようにアドバイスしてください。同じことが起きたらどうする、同じことを起こさせないために何をするかについて、最終的には、本人にどうするかを宣言してもらいます。

第5章

リフレクションによる
後輩支援事例と解説

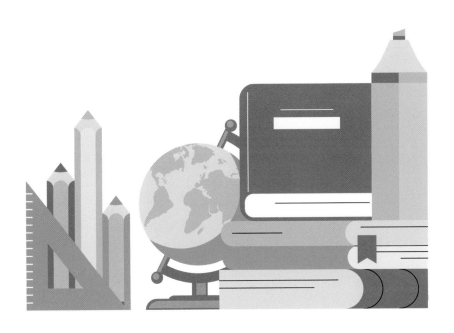

リフレクションによる4つの後輩支援事例

　本章では、プロセスレコードで再構成した、リフレクションによる後輩支援の4つの事例を紹介します。一つひとつ、どのようなスキルを活用しているのか、どこがポイントなのかなど解き明かしながら、説明をしていきたいと思います。なお、看護教育リフレクションは、本来ならば事前に記述してもらうのが理想的ですが、ここでは、その場で始めた事例で考えます。

事例1　Y教育担当によるAプリセプターの今年の新人教育についての支援面談

Y教育担当（以下Y）：忙しいところ、ありがとう。いつも頑張ってるね。この前の、患者Nさんの急変対応はよかったね。

Aプリセプター（以下A）：はい。ありがとうございます。Nさんの対応は、自分でも冷静に対応できたと思います。

Yさん：ところで、新人のHさんの指導の方はどう？　見ていると、困っているみたいだけど。時間があるようだったら、リフレクションをしてみようか。

Aさん：ありがとうございます。ぜひ、お願いします。Hさんについては、そのとおりです。一番困るのは、言われたことを1日経つともう忘れてしまっていることなんです。この前も私の指導を受けて、「よくわかりました」と言っていたのに、次の日にはできていないんです。それに、まだ自立していない技術項目の場面でも、一人で行ってしまうこともあって…。

Yさん：そうなの。たとえば、どんなこと？

Aさん：Hさん、この前、採血に手間取っていたんです。採血をする時に血管が見えにくかったら、タオルを肘の下に入れたらしやすいよと話したのに、次の日にもやっていなくて、聞くと「忘れていた」と言うんです。緊張するみたいです。ほかにも、ナースコールがあったので行ってみた

ら、輸液ポンプのアラームが鳴っていたことがあったそうで。その時、Hさんがそのまま1人で対応しようとしたことがあったんです。輸液ポンプ対応は、まだ、自立していないのにですよ。

Yさん：輸液ポンプの件は、なんでAさんや先輩に声をかけなかったんだろう？

Aさん：ポンプのアラーム対応は、「できないと、患者さんに使えない人」って思われることを気にしているみたいです。患者さんと話す時も余計なことを言わないようにとか考えてしまってうまく話せないみたいです。わからないことや、できないことは、私や先輩に言うように言ってるんですけど、あんまり言ってこないんです…。

Yさん：そうなんですか。ひとりでやって、インシデントを起こした方がよっぽど辛いのにね。わかっているのかな。**Hさんは、どうしてAさんに言ってこないと思う？**

Aさん：私が忙しそうだったり、イライラしている感じがあると聞きにくいと、以前言っていました。

Yさん：確かに、イライラしている人に声はかけ辛いよね。Aさん、**自分が1年目の時、先輩がイライラしていたらどう思っていた？**

Aさん：聞きたいことがあっても、聞きにくかったです。

Yさん：聞きにくいよね。そんな時はどうしていたの？

Aさん：困っていたら、違う先輩が、「どうしたの」って声かけてくれて、その人に聞いていました。その時は、すごく嬉しかったです。

Yさん：そうなんだ。そういってくれる人がいる時はいいけど、Hさんの周りにいなかったら困るよね。プリセプターは一番の味方でないと。イライラする感情があることは、人間だから別におかしくないけど、それを態度に出さないようにしないといけないよね。**Aさん、患者さんにもイライラした態度が出ている時がない？**

Aさん：以前から、「イライラした態度を出さないように」というのが私の課題なんです…。でも、教えていると、行かないといけない患者さんのところを回れなかったりして、余裕がなくなるんです。（考える様子）今まで私に指導してくれた人って大変だったんですね。

Yさん：そうなのよ〜。人に教えるって大変でしょ。自分ひとりでした方が早い

ことも待たないといけないしね。でもね、自分に余裕がない時は、他の人に頼ることも大事だし、全部自分でしないといけないと思わなくていいんじゃない？

Aさん：そうですよね。Hさんが、聞きやすい状況を私の方から作ってあげないと、いくら「Hさんが私に聞いてこない」と言っても、聞きにくい状況だったら難しいですよね。これからは、イライラを出さないようにがんばります。

Yさん：Aさんのいい所は、先輩たちに助けを求めることができる所なんだから、新人教育についてもどんどん相談して一緒に考えてもらいなさいね。さっきの話に戻るけど、採血の時は、どうしているの？　Hさんが採血している時に、声をかけてあげたらいいんじゃないの？

Aさん：採血の時は何も言ってないです。終わった後に、振り返りで気がついたことを話しています。

Yさん：そうなんだ。患者さんの前だからと思ってHさんに言ってないんだね。でも、考えてほしいのだけど、そもそも二人で一緒に行っている時点で、指導者がいるって患者さんはわかっているんじゃない？　振り返りも大事だけど、その場でほめたり、「○○はやったかな」って、気がついたことを、それとなく声をかけてあげたらどう？

Aさん：そうですね。そうしてみます。後で、振り返りをすればよいと思ってました。まずは、Hさんの不安を解消して、自信をつけてもらうことが優先ですね。

　この事例は、「質問のスキル」をうまく使っていて、気づきを起こさせている良事例です。面談は、話すと聴くの繰り返しですが、プリセプターとの面談時は、教育担当者は聴くほうに重きを置くとよいでしょう。**図表5-1**に示した通り、「質問」は、「話す」と「聴く」の中間に位置します。

図表 5-1　　面接時の「話す」と「聴く」

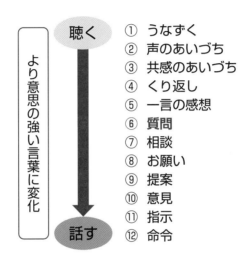

では、事例を振り返ってみましょう。

　この面談でまず気がつくのは、Y教育担当の「質問」の多さです。そもそも面談の目的は、対象者に気づきを与えることと、面談後の行動変容です。そのためには、とにかく面談相手に「考えて」「話して」もらわないといけません。すなわち、質問を効果的に活用する必要があるのです。加えて、行動変容には本人の納得が不可欠です。たとえば、質問の中でも、開いた質問（オープンクエスチョン：**図表5-2**）を多用したりして、今後どうするか自分で答えを出させる必要があるのです。

　Yさんがどのような質問をしているか、解説していきます。

図表 5-2　オープンクエスチョンとクローズドクエスチョンの特徴

開いた質問：オープンクエスチョン	閉じた質問：クローズドクエスチョン
質問に対する答え方が決まっておらず、相手が自由に答えられる質問	「はい」「いいえ」など、相手の答え方が限られる質問
・たくさんの情報がほしい時 ・相手に考えさせたい時 ・話や発想を膨らませたい時 ・視点を変えたい時 ・話や発想を掘り下げていきたい時	・相手の口が重たい時 ・答えや論点を絞り込む時 ・あいまいな発言のポイントを絞る時 ・決断をせまる時 ・理解／合意を確かめる時
「何が足らないのかな?」 「どこに原因があると思う?」	「このアイデアは採用しますか?」 「原因は家族にあると思いますか?」

 掘り下げる質問

　Yさんは、新人がひとりで対応している場面を捉えて、**「輸液ポンプの件は、なんで、先輩に声をかけなかったんだろう?」**と質問しています。これは、新人が悪いと決めつけず、中立的な立場でできごとを掘り下げて、行動の理由を考えさせようとしているのです。結果には必ず原因があるという考えのもと、根拠を明確にしようとしているのです。

　この質問に対してAさんは、「わからないことや、できないことは言うように言ってるんですけど、あんまり言ってこないんです」と原因はHさんにあると述べ、他責にしていることがわかります。

 他責から自責へと考えさせる質問

　Hさんが声をかけないというできごとを、Aさんは自責ではなく他責と捉えていると察したYさん。Aさんは、このできごとを自分事としてとらえていないと思ったのでしょう。そこでYさんは、Aさんに対して**「Hさんは、どうしてAさんに言ってこないと思う?」**と質問しています。

　「自立していない技術項目でも、Hさんが一人で対応してしまう」というできごとは、表面的に捉えれば、Hさんにその責任があるように見えます。しかし、「一人で対応する」という事実を別の観点で見れば、「実地指導者であるAさんに

言ってこない」ともとれるわけです。Hさんの教育は、指導者にもその責任があるわけで、Yさんは、この質問をすることで、Aさんに自責で考えられるように仕向けているのです。別の角度から事実を捉えて、自分に責任があると、気づきを起こさせようとしているのです。先にも紹介しましたが、**図表5-3**に他責思考と自責思考の特徴を整理しました。

図表 5-3　他責思考と自責思考

他責思考
「問題の責任の所在を自分以外に求める思考法」
何かが起こった時に他者の責任にして責任逃れをする、という意味合いの場合には当然問題が起こる。もしすべての人が問題を他者のせいにして責め続けると、責任のたらい回し状態が生まれる。

自責思考
「何か問題やトラブルが起こった時に自らに原因があるとして、自らの改善を試みる傾向がある思考」
自責思考の人はミスを起こしてしまったとき、次に同じ失敗をしないように自分の行動を振り返り、改善することを主として考える。

ここが重要!

教育担当者が部署の教育の問題を
スタッフのせいにしたら、何も変わらない!

客観視させる質問

その後、Yさんは、「イライラしている人に声はかけ辛いよね」と共感したあとで、**「自分が1年目の時、先輩がイライラしていたらどう思っていた？」**と、質問しています。これは、Aさんに立場を変えて考えさせ、今回の自分の行動を客観視させるための質問です。

ここで指導者が、「先輩がイライラしていたら聞きにくいよね」と言ってしまうと、答えを与えてしまうこととなり、考えさせることにはならず、気づきには至りません。あくまで、本人に考えさせ、言葉にしてもらうことで、気づきが起き、行動変容につながるのです。

気づきを起こさせる質問

　Yさんの「Aさん、患者さんにもイライラした態度が出ている時、ない？」という閉じた質問で自分についての振り返りをさせています。おそらくYさんは、初めから、Aさんの指導に問題があるとわかっていて、面談したものと思われます。しかし、決して「あなたが問題だ」とは言っていません。本人が気づくように、そして、それを本人の口から言ってもらえるように面談を進め、気づきを起こさせています。

> ・Aさんがイライラした態度を見せている
> ・イライラしている先輩には新人は物を尋ねにくい
> ・だから新人のHさんは先輩Aさんに質問をしてこ
> 　ない、自分でやってしまう

と論理的に進めているのです。
　Hさんが言えない原因は、Hさんにあるのではなく、実は自分にあったという事実を、Aさんは自分で導いたのです。Yさんがしているのは、ほぼ質問だけです。コーチングスキルの中でも質問は、考えさせる意味でも極めて有効です。そして、問いかけから、Aさんが自分で考え、自分で答えを出したのです。まさに、気づきを得た瞬間です。ティーチングせずに、コーチングに徹すると、確実に気づきが起きるのです。

事例2　教育担当看護師である私（K）とインシデントを起こした新人との面談

状　況：日勤終了後、ナースステーションの隅でインシデントの振り返りを行った。
　　　　インシデントの振り返りは、タイムリーに行うことが必要であり、時間が経過してからの振り返りは、あまり効果がない。Bさんはいつも報告（振り返り）が後日になるため、アドバイスが必要と考えた。
対象者：新人スタッフBさん。性格はおとなしく、いつも緊張して仕事をしてい

るという。これまでも、インシデントはその日か1週間以内に報告するように伝えると「はい、すみません」と答える。しかし報告は1週間以上たってからになり、「今日中に机の上に提出して帰ります」と言うが、結局提出してこない。

翌日、声をかけると「後で出します」と言って夕方勤務終了後に提出する。

Bさん：〇月〇日インシデントを起こしました。

私：インシデントは、できるだけタイムリーに（その日のうちに）振り返ったほうがいいことは知ってる？　1週間もたってるね。休みで、私と勤務が合わなかったかな。

Bさん：はい、わかっていたんですが、報告してないです。

私：報告が今回なぜ、遅くなったの？

Bさん：その日のうちにしようと思っていたのですが、できなくて、その後、2日休みだったので。

私：（その日は、パートナー看護師も私も忙しくしてたかな？）その日のうちに報告ができなかったのは、話しかけづらかった？　インシデントは自分の行動を振り返ることで、同じ間違いを起こさないようにすることが大事だから、その日のうちのほうが覚えていると思う。では、今からなぜインシデントが起こってしまったか一緒に考えようか。

Bさん：はい。確認不足です。情報シートでは点滴があるのを見て印をしていたのですが、スケジュール表に記入するのを忘れてしまっていて、スケジュール表だけを見て動いたので、抜けてしまいました。

私：（確認するシートが2種類あり転記もしている。そして、2種類シートがあるのに1枚しか確認していない。転記するのを忘れたら見落としてしまうだろう）実際は、スケジュール表で動いているのに、情報シートに印をするのはなんで？

Bさん：情報シートに点滴が印刷されているので、投与する前と投与したら終わった印をしていたんです。スケジュールにも投与したら印をしています。

私：両方のシートを毎回確認するのは二度手間じゃない？

Bさん：あ…そうですね。そうなんですけど、いつもそうしてます。

私：（でも、転記するのを忘れても、カルテのチェックをするときに実施入力が
　　されていなければ、気づくはず）2種類確認するのは転記ミスにもなるし、
　　二度手間にもなるから、どうしたらいいか考えよう。そして、カルテの入
　　力チェックをいつも最後にしているけど、その時、点滴の実施入力がされて
　　いないのは気づかなかった？　私は、スケジュールシートとカルテの入力確
　　認でチェックしていたよ。

Bさん：カルテの入力チェックは最後にしているのですが、そこは見ていません
　　でした

私：シートを2枚使用するのを1枚にして、最後の入力の時に確認するのはど
　　う？

Bさん：そうですね。そこはチェックしていなかったので、チェックするように
　　します。できるだけ、転記もしないようにします。

私：1回その方法で3週間やってみて、忘れたり抜けたりするようなら、別の方
　　法を考えよう。3週間後の面談の時にどうだったか確認するようにしよう
　　か。

Bさん：はい、その方法でやってみます。それまでに何かあれば、相談します。

・・・・・・・・・・・・・・・・・・・・・・・・・・・・・・・・・・・・・

　インシデントを起こした新人Bに対して、教育担当のKさんが面談して指導・
教育するケースです。Kさんは、Bさんに対しては、あまりよい感情を持ってい
ないのがやりとりから読み取れます。インシデントを起こして、すぐに報告して
こなかったこととインシデントそのものについても指導しようとしていますが、
どちらとも表面的・指示的で、不十分なやりとりです。

「インシデントは、できるだけタイムリーに振り返ったほうがいいことはわかっ
ていたけどしていない」。このBさんの発言ですが、「わかっていてしていない」
となると、これは結構大きな問題です。そして、もう一回「報告が今回なぜ、遅
くなったの？」の問いに対してBさんは「その日のうちにしようと思っていたの
ですが、できなくて、その後、2日休みだったので」と同じように答えています。

　Bさんはあくまで、結果である「思っていたけどできない」を繰り返していま
す。ここから、Bさんは「なぜできないのか」の原因を自覚できていないのだと

考えられます。しかし、Kさんは、Bさんの発言に対して「できない原因」は何なのかを掘り下げられていません。本当に自覚がないのかも、わからないままです。仮に自覚があるとすれば、面談で掘り下げてほしくないことなのかもしれません。しかし、Kさんは、Bさんとのあつれきを避け、関係性を重視したのか、あきらめたのか、それ以上掘り下げることをしませんでした。放任型または関係重視型のリーダーシップを発揮したと言ってよいでしょう。原因がわからないまま、KさんがBさんを放置した形になりますので、今後、Bさんは同じことを繰り返してしまうことが予想されます。

「インシデントをタイムリーに振り返らなかった」原因の仮説として、Kさんは、自責で考え「話しかけづらかった？」と聞いてはいますが、回答は得られていないままです。Kさん自身も、話しかけづらかっただろうな、という思いがあったのでしょう。しかし、答えを待たずに、自らスルーして、「今からなぜインシデントが起こってしまったか一緒に考えようか」とインシデントの中身に言及してしまっています。

　このままでは、何も変わっていきません。「遅れてもよい」が刷り込まれ、確実にこれまでと同じことが起こってしまうでしょう。このままでは、「行動変容がなされないケース」になってしまうと言ってよいでしょう。教育が不十分でインシデントをすぐに振り返る重要性を深く理解できていなかったのか、BさんとKさんとの関係性がよくないのか、遅れても仕方がないという価値観を持っていたのか、さまざまな仮説を立て、質問し、検証していかなければならなかった場面です。Kさんの関わり方に大きな問題が残るやり取りです。

　インシデントそのものについても、十分な指導とは言えません。スケジュール表と情報シートへの二重入力に着眼したことはよかったと思います。しかし、その後が、「2種類確認するのは転記ミスにもなるし、二度手間にもなるから、どうしたらいいか考えよう。そして、カルテの入力チェックをいつも最後にしているけど、その時、点滴の実施入力がされていないのは気づかなかった？　私は、スケジュールシートとカルテの入力確認でチェックしていたよ」と言っています。ここでは、初めに、「考えようか？」と質問はしていますが、Bさんには答えさせず、その後、暗に「私のやり方に従って」という言い方をしています。まさに、これは、ティーチングであり、パワーを使った強制型のリーダーシップ

を発揮していると言えます。

さらに、「シートを2枚使用するのを1枚にして最後の入力の時に確認するのはどう？」と、ここでも考えさせずに、Kさんから答えを示しています。質問しているようですが、これは誘導であり、クローズドクエスチョンですので、ここでも強制型のリーダーシップを発揮していると捉えてよいでしょう。早く面談を終わらせたかったのではないかとも思ってしまいます。

例えば、「二種類書くと、どんなエラーが考えられるかな？」というオープンクエスチョンで、コーチングをし、考えさせて本人に気づかせ、Bさんの口から答えを導かないといけなかったのです。しかし、Kさんのこのような指導では、Bさんには、やらされ感しか残りません。この面談では、考えさせずに、「答えを求める看護師を育成」してしまっているのです。

仮に、コーチングで進めても同じ結論にたどり着く可能性は大きいと思いますが、指導には「考えさせる」というプロセスが大事なのです。Kさんは、早く結果を得たいという思いとBさんへの悪感情が心の奥底にあって、このようなリーダーシップ、教育行動をとったと考えられます。実態としては、Bさんに対する関わり不足であり、Kさんの指導方法に問題があるのです。そして自責で考えられるようになってから、あらためて、Bさんとリフレクションすべきです。そのためには、Bさんとリフレクションする前に、この事例について、教育担当の同僚たちと看護教育リフレクションを実施し、コーチング、フィードバックをもらうのがよいと思います。図表5-4に、この事例で考えられる氷山モデルを示します。

図表 5-4 氷山モデル

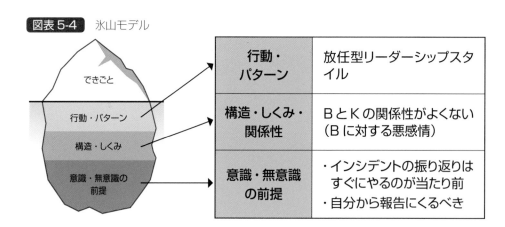

行動・パターン	放任型リーダーシップスタイル
構造・しくみ・関係性	BとKの関係性がよくない（Bに対する悪感情）
意識・無意識の前提	・インシデントの振り返りはすぐにやるのが当たり前 ・自分から報告にくるべき

事例3　教育担当看護師の私（S）と新人Cとのパス適応患者についての面談

状　況：新人教育の場面。全身麻酔の患者を初めて看護することとなり、パス適
　　　　応のため、パスに沿って指導を行う予定であった。しかし、実際は、家
　　　　族対応などパスに書かれていないこともあった。振り返りではパスのこ
　　　　とだけでなく、家族対応に関しどのように対応したのかの説明も必要で
　　　　あると感じた。
　　　　家族の反応…患者に関しては術前より抑制の話が出ていた。家族からも
　　　　同意を得ていた。術後、手術室から抑制されて帰室。抑制されている患
　　　　者を見て、家族は「わかってはいるけど…」と言われ涙ながらに発言さ
　　　　れた。

対象者：Cさん。20歳代前半の新人看護師。初めて全身麻酔の患者を受け持つ。
　　　　パス適応のため事前にパスには目を通してきてもらった。局所麻酔の患
　　　　者はこれまで経験し、わからないところは確認しながら実施できてい
　　　　た。抑制をしている患者の受け持ち経験はなし。

私：（パスと家族対応の2つを同時に流れでやってしまうと混乱するからわけて
　　振り返ろう）まずパスについて振り返ろうか。事前学習と比べてどうだっ
　　た？

新人C(以下、Cさん)：はい。手術自体も問題なく終わって、パス通りに進んだ
　　のでわかりやすかったです。

私：何か疑問に思ったことはない？　ここはどうするのとか？

Cさん：パスに書いてない、ご家族の対応ですね…。今日みたいにあそこまで言
　　われたら、どう対応していいかわからないです…。

私：（パスに関しては、今日は見学だけだったから、実際にやってみないと疑問
　　は出てこないか？　パスに関して聞いていたけど、論点がずれてきたな）
　　んー…じゃあ、気になるところからいこうか。まず、家族さんの訴えを聞い
　　てどう思った？

Cさん：え？　あ…うん…頭が真っ白になりました。家族さんの言っていること
　　はわかるし、抑制もとってあげたいけど、術後で危険があるし…とかいろい

ろ考えてしまいました。

私：（家族の思いと医療での抑制の両方について考えが出ているのはいいことだ）
　　そうだよね。事前に本人にはもちろん、家族にも何で抑制がいるのか説明し
　　て、同意をもらっていたよね。私もそう思った。あの場面で家族さんに再度
　　抑制の必要性を説明すると、家族さんは心がしんどくなって耐えられなくな
　　る可能性があったのはわかる？　だから、先に家族さんの思いを吐き出して
　　もらうために傾聴をした。もちろん、その時に家族さんが怒ってもいいと
　　思った。安全を守るためとはいっても、それだけのことを私たちはしている
　　から。
　　家族さんが思いを全部吐き出してから、一刻も早く抑制を解除すること、退
　　院まで全力を尽くさせてもらうことを穏やかに説明することを私はあの時心
　　がけていたんだよ。

Cさん：やっぱりああいうときは傾聴が一番なんですか？

私：今回のことは対応する人の看護観と倫理の問題になるから、どの方法が一番
　　いいってのはないね。最終的に、患者さん・家族さんの反応を見て、その都
　　度振り返ってみるしかないね。同じような場面は今後もあると思うから、そ
　　の時に自分がどうしたのか、他の人が対応してるのを見てどうだったのかを
　　振り返っていくしかないと思う。

Cさん：わかりました。ありがとうございました。

私：（今回は偶然感じ方が同じであったこと、その時に対応する人によって対応
　　方法はさまざまであることの説明をすることで、多様な考え方・感じ方・対
　　応方法を学ぶきっかけになったのではないかな）

・・・

　教育担当者としては、新人にとって初めての適応となる全身麻酔患者のパスが
第一優先と考えたようですが、新人としては、抑制について、初めて家族対応し
た時のインパクトの方が大きく、Sさんが思ったような流れにはなりませんでし
た。それでも、新人の思いを優先し、抑制の話題で進めていっています。

　その後のやりとりは、Sさんがしゃべりすぎであり、加えて、「ティーチング」
になっていることが気になります。抑制対応についてのモデルとしての役割を意
識したのだと思いますが、自らが語る解説は最低限でよいでしょう。途中、Sさ

んは質問をしてはいますが、形式的で、答えを聞かずに続けてしゃべっています。会話はキャッチボールではなければいけませんが、このやりとりでは、Sさんがボールを一方的に次から次へと投げっぱなしになってしまっていることがわかります。本来ならば、Cさんに気づきを与えるために、質問しなければならないSさんですが、しゃべりすぎて、アドバイスや解説までしており、逆にCさんから質問を受けています。そして、Cさんの「わかりました。ありがとうございました」で終わっています。Sさんはしゃべるだけしゃべって気持ちよくなり、指導したつもりになっていると思いますが、Cさんはどうでしょうか？

「え？あ…うん…頭が真っ白になりました。家族さんの言っていることはわかるし、抑制もとってあげたいけど、術後で危険があるし…とかいろいろ考えてしまいました」。特に、この新人の語りに対する答えに対して、Sさんがしゃべりすぎています。「いろいろ考えてしまいました」と新人が発言している場面は、Sさんが一旦ちゃんと受け止めてほめたのち、これが倫理的ジレンマであるということを理解させられるとよかったでしょう。

　Cさんにとって、今回が初めての抑制場面のようですが、今後、遅かれ早かれ、抑制すべきか否かという場面に遭遇していくはずです。悩み、倫理的に考えていく機会が増えるはずなのです。ここでは「いろいろ考えた」について、「どんなことを考えたの？」と質問して掘り下げるのがよかったと思います。

　指導者としては、倫理的感性を磨く絶好の指導チャンス到来の場面でした。Cさんに考えさせて、気づきを与えるべきところを、考えさせることをせずにSさん自身が自分からしゃべり、答えまで与えてしまったのです。しっかりと掘り下げたいポイントでしたが、看護教育リフレクションとしては、残念な結果になってしまっています。指導しなければいけないというSさんの思いがティーチングになり、Cさんの中にある答えをひき出せなかった事例と言えます。

　実は、教育・指導場面では、このような、ついティーチングになってしまいコーチングできていないケースがとても多く見られます。リフレクションでの教育の基本はコーチングである、と心に刻んでいただければと思います。**図表5-5**にあるべきコーチングを図解しました。

図表5-5 指導場面におけるコーチング

安心感・ラポールを作る

傾聴・承認・質問・
フィードバック・提案‥

指導者

＜双方向の会話＞

考える・答える・話す

新人
（対象者）

100%味方になる
答え・能力・可能性は
相手の中にある

思いを「言葉」にする
「気づき」が生まれる
オートクライン
（自分の言葉を自分が聞く）

事例 4 教育担当副師長である私（N）と、リーダーをさせるか思案中の3年目看護師Dとの面談

状況①：リーダー業務をさせるかさせないかの面談

対象者：今年3年目の看護師D。同期は今年の2月から3月にかけてリーダー研修を終え、リーダー業務を行っている。3年目看護師として日々の業務はできている。判断が著しく悪いわけでもなく、後輩のフォローもがんばっている。しかし、自分のわからないことは後回しにして、指示受けを他人（リーダー）にしてもらう、わからないことをそのままにするといった責任感の希薄さや自分の役割を遂行しないことが課題と思っていた。

状況②：5月の面談でリーダー研修に関してD本人がどのように思っているのか確認をした。そうしたら、「リーダーはしたいと思う」ということだったので、リーダーになるために何をするべきか問うと、「患者の把握と今のスタッフの状況を確認しながら指示採配を行ったり」などの発言あり。そこで、私自身が課題と考えている、自分の役割をきちんと遂行（自分の指示は自分で受ける、わからないことは自分で確認して知らないままにしない）するという約束で7月に4日間リーダー研修を計画し、病棟の年間計画表に張り出し、Dにも伝えた。6月半ば、Dが依然

自分の受け持ち患者の指示受けをしていないことがわかり、リーダーは病棟の業務内容を把握する必要があるから指示受けができないのであればリーダー業務はさせられないと言い、それ以降、毎勤務午前、午後できちんと指示受けするように指導をした。

　7月にはリーダー研修の予定を立てていたので、7月半ばにリーダー研修を4日間実施した。教える先輩看護師から、「指示受けのきちんとした取り決めを分かっていないし、4日目でも自ら何かを判断してメンバーに指示しようとしないので無理です」と報告を受けた、実際、医師への報告内容やスタッフへの指示出しを見ていて、今の状況（スタッフ25人中9人新人・異動者、2年目4人）でリーダーで采配をすることは困難な気がした。そこでDにリーダー研修終了後に面談を行った。すると「今の状況ではリーダー業務をすることはみんなに迷惑をかけるし、少しでも采配できるよう努力をします。10月に再度リーダー業務をしたい」と言われたので、看護師におけるリーダーの役割とそれを行うために何をしなければならないかリーダーシップについて学習して、レポートを提出するようにと話し、指示受けは基本的に受け持ちがするものなので自己学習のためにも行うように指導した。リーダーシップ研修への促しもしたが、参加申し込みはなかった（2年目の他の同期が参加）。9月半ばに、10月からのことで話がしたいので、面談の時間を作るように依頼をして今後のリーダー業務について面談を行うこととした。

私：（責任感、向上心がなくレポート提出なし、このままではリーダーはさせることができないと思っていた）10月からリーダー業務をできるようになりたいと言っていたがどのように考えている？

3年目D（以下、Dさん）：やりたいとは思っていましたが、まだ無理な気がします。

私：（やる気はあるんだ。ならば、なぜ何もアクションを起こさないのか）何が無理だと思うのか、何ができているのかわからない。どのような課題があったかレポートの提出もなくわからないので、口頭でもいいので教えてほしい。

Dさん：レポート提出は言われた覚えはありません。自分自身は、時間にルーズだったのでタイムスケジュールをきちんとして、超過勤務を少なくしているのと、わからない事はできるだけ自分で確認してから誰かに聞くようにしています

私：（レポートは、主任さんもDさんに言っていたので覚えていないのは疑問だ。でも自分も催促しなかった非があるかもしれない）レポートの件は言ったつもりだけど伝わっていなかったのね。

　　私がDさんに対して言ったのは、まず責任を持って指示受けを行い、病棟業務でわからないことをなくすこと、それと指示採配することだったけど、それについてはどう思う？

Dさん：（「ん〜」と言いながら、天井を見て目をぱちぱちしながら30秒程度沈黙）

私：指示受けに関しては、現状していないことが多いと思うけど、なぜしないの？

Dさん：忙しくて、できていないことが多くて（視線を外す）。

私：指示受けでわからないものは後回しにして、誰かに取ってもらっていない？

Dさん：あ〜はい。時間がかかるので、そしたらリーダーさんがとってくれるので…。やはり自分にはリーダーは無理です(視線は外したまま)。

私：（自信をなくしそうな感じかな。それは回避しないといけないけど、リーダー業務は、今はさせられないことをきちんと説明して納得してもらおう）できないと思う人に研修はさせられない。Dさんもできないとは思わないが、今の状況…自分の役割を責任を持って遂行しよう、いろんな知識を得ようと努力をしないのであればリーダーをさせるわけにはいかない。研修するためには、1人分人員を多くしないといけないし、その分有給の消化も少なくなってしまう。それだけのお金をかけていることを認識してる？　だから何回も研修を行うことはできないのよ。

　　Dさんは主任さんのようなリーダーになりたいと言っているけど、主任さんのリーダーシップのよいところはどんな点だと思う？

Dさん：主任さんは、明るくて、テキパキ後輩に指示命令して、周りが動きやすいようにしているところです。

私：では主任さんのその行動は、リーダーに求められるどのようなことなのか、Dさんにはそれの何が必要なのか考えてほしい。なんとなくではなく、きちんとリーダーシップの学習をして考えてほしい。いいメンバーができればいいリーダーができると思う。自分の課題を明確にすることが必要じゃないかな？　レポート提出は、きちんと意思疎通ができていなかったので、もう一度書いてお互いに問題を共有しましょう

Dさん：わかりました。ちゃんと文献を見て、自分の問題と課題を書いて10月第1週目に出します。

私：自分で期限を決めて出してくれるのね。

Dさん：はい、自分で決めて負荷をかけないとしないと思うので。

私：リーダー業務に関しては、日々の業務で余裕がなく指示受けできない状況であれば、今は時期尚早なのかもしれない。今年度の状況でリーダー業務にいれるかどうかは判断する。他人と比較したくなるかも知れないが比較はしなくていい。それぞれ時期相応があり、先輩でも一年遅れてリーダーしている人もいるけど、きちんと努力すれば、できているでしょ。きちんとDさんが課題をクリアーできればできるはずなので、がんばりましょう。では10月第1週に提出してもらって内容確認するわ。

・・

　3年目看護師に、リーダーをさせるかどうか、というタイミングでの教育担当副師長との面談場面です。Nさん自身も言っていますが、何年目だからリーダーをすべき、というのは固定観念です。同期と比較して、早い・遅いと捉えるのではなく、Dさん自身の状態を見て、いつが適切な時期かを絶対評価しているのはとても素晴らしいことです。Nさんは、リーダー業務について、「責任をもって指示受けができること」を要件としていることがわかります。このように、リーダー任命・委任時のルールについても明確です。

　やり取りの中で、「視線を外す」など、Dさんの態度から自信を失いかけていると判断したNさんは、リーダーの役割モデルとして、過去にDさんの口から出ていた主任さんのことを思い出しています。

　「Dさんは主任さんのようなリーダーになりたいと言っているけど、主任さんのリーダーシップのよいところはどんな点だと思う？」。Nさんは、Dさんにとっ

て具体的でイメージしやすい身近な対象を挙げて、質問のスキルを使い、あるべきリーダー像を意図的に言語化させようとしたのです。そのこともあり、このコーチングが見事にうまくいっています。

図表 5-6 気づきと受容のプロセス

①メンバーより「他者から見た自分（自分の考え方）」についての意見をもらう

②これまで自分が「目を向けてこなかった自分」の姿が明らかになり、「自己認識している自分」とのギャップの中で、自己概念が混乱する

③「他者への反発」、「自分への言い訳」などの葛藤が生じる

④自分自身のありよう、他者との関係のありようを一歩引いたところから俯瞰する視点の転換が起きる。自分の客観視

⑤自己概念の修正、受容

⑥新たな自分となる

　質問されたDさんは、「明るくて、テキパキ後輩に指示命令して、周りが動きやすいようにしているところ」という目標とすべきリーダー像を自分の口で言えたのです。この場面で、Nさんが、あせって指導しようとして指示的に「明るくて、テキパキ後輩に指示命令して、周りが動きやすいようにしなさい」と言っても、Nさんの心には、響かなかったと思われます。極めて効果的なコーチング、質問であったと思います。

　Dさんは、知識不足などから、指示受け業務に時間がかかり、自信を失いかけているのでしょう。しかし、指示受けできない自分を受容できないばかりか、忙しさを理由にできないことを正当化しています。Dさんの中で葛藤状態が生まれていると言って良いでしょう。手を付けられていない事実から目をそむけようとしているのかもしれません。参考として**図表5-6**に気づきと受容のプロセスをまとめました。

　そして、「自分の課題を明確にすることが必要じゃないかな？　レポート提出は、きちんと意思疎通ができていなかったので、もう一度書いてお互いに問題を共有しましょう」と続けています。質問の形式をとって、決断を促していること

がわかります。最後に、伝えるべきことは伝え、「比較しなくてよい」と先輩の例も挙げながら、Dさんの心配をなくそうとしていることが伺えます。会話の奥底に愛情が感じられる、とてもよい面談と言えるでしょう。

第6章

後輩指導
プロセスレコードと
リフレクション

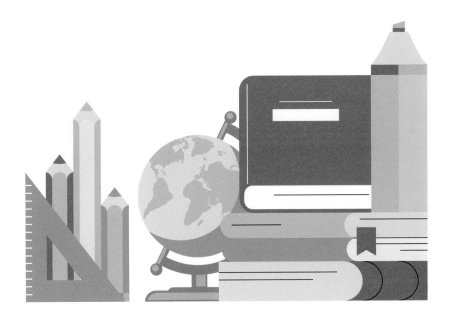

プロセスレコードでリフレクションをしてみよう

1 リフレクションに大きな力を発揮するプロセスレコード

　リフレクションの手法は、普通に記述・描写するだけでなく、さまざまな形態があります。その中でも、筆者が効果的と感じているのが、第5章の事例でも取り上げた「プロセスレコード方式」です。プロセスレコードは、看護学生時代に精神科の実習で実施したことがあるけど、その後は活用していないという看護師が多いようです。しかし、このプロセスレコードの威力、実はあなどれません。教育力向上に効果絶大、自分の教育指導行動を振り返る際に、極めて大きなパワーを発揮するのです。

　自分と指導対象者とのやりとりを文字で再構成することで、いろいろなことに気づけます。言い方や言葉選びから、自分の固定観念や相手に対する感情、自己のリーダーシップスタイルを客観視できます。思っていても言葉にしなかったことから、対象者との関係性、建前と本音がうかがい知れます。

　面倒だと思わずに、自分の教育指導力を向上させるためにも、基本的な記述から進めて、ぜひ一度、プロセスレコードでリフレクションをしてみてください。本章では、後輩指導プロセスレコードについて解説していきます。

2 後輩指導プロセスレコードとは

　後輩指導プロセスレコードは、その名の通り、後輩指導時に実施したやりとりを、文字で再構成したものを指します。自分が気になっている場面をピックアップし、そこでの会話や思考過程を記録するのです。現場で働きだしてからは、プロセスレコードを書いていない方も多いと思いますが、自身の関わりを振り返り、コミュニケーション能力をアップさせるために活用できる重要なツールと言えます。

　指導中、指導対象者と関わっている最中に、「このスタッフは何を考えている

のだろうか？」「どうしてこのような反応をするのか？」といったことに考えを巡らし、客観的に理解するのは難しいことです。そこで、特に気になった場面や言動を絞り込み、決められた項目に沿って文章にしていくことで、実際の会話の状況を書面で「再現」するのです。文章で再現された場面から、相手の言動の意味や自身の関わりの影響を検討することが、プロセスレコードを作成する大きな目的と言えます。

3　後輩指導プロセスレコードの書き方

後輩指導プロセスレコードに決まった書式はありませんが、重要な要素として共通している必要な項目について解説します。基本的な書式が**図表6-1**です。どのように書けばよいのか、それぞれの項目について書き方のポイントは**図表6-2**に示しました。

4　後輩指導プロセスレコードから見えてくること

後輩指導プロセスレコードでは、やりとりが明確になりますから、自分の感情、固定観念、心の動きが明らかになります。

 ### キャッチボールになっていない

やりとりを再構成してわかることの第一は、会話がキャッチボールになっていないことです。これは、結構な割合で出てきます。相手の言動を受け止められていない事実の証拠となります。場合によっては、相手が同じことを話しているケースも見られます。これは、指導を受ける側が前に話したことを、指導者が受け止めていない現れです。受け止めてもらっていないから、何度も話すのです。質問に答えていないケースもあります。

指導者側が「一緒に考えよう」と言いながら、早く終わらせようという思いが働くのか、答えを言ってしまっているケースもあります。

後輩指導プロセスレコード

年　月　日

所属

氏名

状況・場面	
対象者プロフィールと これまでの関わり	
この場面を取り上げた 理由	

相手の言動 （言葉・態度）	そのとき心に思ったこと （口に出していない）	自分の言動 （言葉・態度）	分析・考察

図表6-2　後輩指導プロセスレコードの記入のポイント

状況・場面	後輩とのやりとりをいきなり書き始めるのではなく、どんな場面だったのか、聞き手（読み手）が大枠を捉えられるよう、また、その後の語りの状況が想像しやすく、理解できるように、状況や場面を明らかにしておきます。たとえば場所についても、病棟で、あるいは面談室など、できるだけ具体的に記述します。これから動画を再生するイメージを持ち、その背景などの全体像がわかるように書いていきます。		
対象者プロフィールとこれまでの関わり	ここでは、今回教育指導した相手はどんな性格・人柄なのか、指導した対象者について、キャリアだけでなく自分との関係性も詳しく書きます。また、自分の権限や責任が聞き手にも理解できるように、自分の立場、役割、役職についても詳しく記述するとよいでしょう。 第三者に語るリフレクションにおいては、語り手（＝自分）にとって当然わかっていることは、わざわざ口にしなかったり、抜けてしまうことが多く、聞き手（読み手）の理解を困難にしてしまいます。よって、これまでの関わりについてはできるだけ詳しく書くことで、聞き手側の疑問が少なくなり、時間を効率的に使えます。ただ、対象者のことばかりが気になると、無意識に対象者に対する感情や主観が入りやすくなり、正しいリフレクションを妨げてしまうので、注意が必要です。		
この場面を取り上げた理由	なぜ、この場面を振り返ろうと思ったのか、話そうとしたのかなど、リフレクションしようとした理由を記述します。振り返りたいということは、自分自身の納得がいかないできごと、うまくいかなかった場面のはずです。その理由を可視化するのです。 さまざまな感情が入り交じり、理由を明らかにできない場合は、たとえば「あれでよかったのか、ずっともやもやしている」でもOKです。		
相手の言動 （言葉・態度）	そのとき心に思ったこと （口に出していない）	自分の言動 （言葉・態度）	分析・考察
新人や後輩など教育対象者の発した言葉や行動を、できるだけ客観的な事実に即して記述します。発言だけでなく、天を仰いだり、視線を外したり、涙ぐんだりなどの行動も記述します。特に、相手が感情を表す言葉を使っていた場面は、詳細に記述します。黙っている場合も、「…」で表現します。また、コミュニケーションの時間的経過がわかるように、自分の言動も含めて、しゃべった順序を示すため①②③…と番号を振ってください。	自身がそのときに思ったり、感じたり、考えたりしたことを書きます。相手の言動を受けて生まれた気持ちや、根底にどのような思いがあったかに着目していきます。できるだけ、客観的に書いていきます。	相手の発言や考え、思いを受けて、自身がどのような発言や行動をしたか記載します。徹底的に〈私〉の視点から書くことを心がけます。〈私〉が言ったこと、行ったこと、思ったこと、感じたこと、〈私〉に見えたことを書くように注意してください。〈相手〉の内面について詮索したり、評価する必要はありません。 思い出せない部分があってもかまいません。思い出せないということは、コミュニケーション（相互作用）が進行している最中に、その部分に注意が向いていなかったことを示しています。思い出せない部分がわかるということは、自分のコミュニケーションの「偏り」が浮かび上がることでもあります。 自分の言動と相手の言動を合わせて、20～30回程度のやり取りの長さが適切でしょう。20より短すぎると、分析が不十分になる可能性があります。一方で、30を超えるとポイントが散漫となり、分析が難しくなります。	一連の流れを通して、どのようなことが考えられるかについて、当時に思ったことではなく、後から（プロセスレコード作成の際に）気づいたことを記載します。

感情に寄り添えていない

　会話において、ずっと論理的なやりとりを重ねていくと、ある段階で相手が感情を表す言葉を放つ瞬間があります。この「相手が感情を表してきた瞬間」は、指導者にとって寄り添える大きなチャンスが来たと捉えるべきです。

　感情を表す言葉には、大きなエネルギーが宿っています。わかってほしいと強く思い、指導者に受け止めてほしいと願っています。それまで我慢してきた感情を表したということは、相手に心を開いたことを意味します。思い切ってあらわにしたこの感情をスルーされたり、受け取ってもらえないと、感情は行き場を失います。話す気がなくなります。「寄り添ってもらえなかった」と話した側が、がっくりときてしまうのです。

　論理的な会話と比較して、感情を表す「悩んでいる」「困っている」などの言葉は、わかりやすいはずです。しかし、プロセスレコードを読んでいると、感情に対応できず、心ではなく頭で考え、解決しようとしてしまうような対応が少なくありません。教育対象者は、聞いてほしいだけかもしれません、わかってほしいだけかもしれないのです。しかし、指導者は、解決することに頭がいっぱいで感情を拾えておらず、結果、寄り添えなかったケースが散見されます。

 ## 沈黙が続く

　プロセスレコードを読み進めていくと、初めはしっかりとやりとりができていても、会話が進むにつれ、相手の言葉が少なくなり、だんだん「はい」しか言わなくなったり、最後には相手が黙ってしまうケースが出てきます。

　相手の沈黙は、相手が考えているケースもありますが、言ってもしかたがないとあきらめている場合もあるのです。プロセスレコードはやりとりの再構成ですから、検証が可能です。「はい」の前、「…（沈黙）」の前の指導者の言葉に問題があるのです。何がよくなかったのか、しっかりと掘り下げ、分析することをお勧めします。

固定観念

　対象者プロフィールやこれまでの関わりなど、相手を説明する文章に「○○な3年目看護師A」などと○○の部分に形容詞、説明書きが入っているケースがあります。これは、「私はAさんのことをこんなふうに見ている」と言っているようなものです。まさに固定観念であり、先入観、悪感情と言えます。自分の言葉には、固定観念が詰まっているのです。

　形容する言葉だけでなく、「でもね」と相手を否定したり、「そうなんだけど」と主観で話しているところは、時として押しつけになっている場合があります。そして、話が長くなり、説得に変わっていきます。話が長いということは、聞けていないことの裏返しでもあります。そして、自分の主張を押し付けたいという気持ちや固定観念の表れと言えます。そうした場面では、強制型、指示型のリーダーシップ行動が表れているのです。

5　後輩指導プロセスレコードを使ったリフレクション（記載例）

　最後に、多重課題に直面した新人看護師に対する指導場面のプロセスレコード記載例を紹介します。ここまでの解説を振り返りながら、読んでみてください。

状況・場面	病棟での日勤業務遂行場面。新人スタッフが、新規入院 1 名、再入院 1 名の入院対応をしており、休憩の調整ができなかった。業務内容の確認を行ったが、休憩に入る様子がなかった。
対象者プロフィールとこれまでの関わり	私は卒後 10 年目。対象者は新人看護師で、これまでも入院の担当はしていた。ペアで関わることはあったが、多重課題を抱えても相談することは少なかった。
この場面を取り上げた理由	声のかけ方で、相手が発言しやすい状況を作れたであろう場面であったと感じたため。

相手の言動 （言葉・態度）	そのとき心に思ったこと （口に出していない）	自分の言動 （言葉・態度）	分析・考察
②はい、もう少ししたら行きます。	休憩に入れるかな？	①入院の対応はどう？　休憩を調整できそう？	
⑤大丈夫です。ちょっと点滴の依頼をしたら行きます。	今の所、入院の対応はできてるんだな。 あれから、時間がたったけど、まだばたばたしてるな。 点滴の依頼をするところまで様子を見ようかな。 （再入院の患者より、「熱があるんだけど、点滴はまだですか？」とナースステーションに家族がこられ、リーダーが対応）	③そうしたら、今してるところが整理できたら休憩に入ろうか。 ④大丈夫？　休憩にいけそう？ ⑥そしたら、依頼をして調整してね。	何に困っているかを整理するような質問ではない。
⑧もう一人の患者さんに点眼や説明をしたけど、〇〇さんが熱が出てるので、どちらから対応したらいいか迷ってました。	私が大丈夫？と聞いたから、多重課題を言えなかったのかな。	⑦〇〇さんから、点滴と言われたけど、どうする予定だったの？	
⑩はい、△△さんの対応をしてきます。	（〇〇さんに、待たせたことを謝罪し、一緒に点滴投与を開始する） 何か多重課題を抱えていないか、内容を聞く質問をすればよかったな。	⑨そうだったんだね。そしたら、点滴の準備をしておくから、△△さんに点眼をして、午後から話を聞かせてくださいって説明してきたらどう？	多重課題を抱えていることをリーダーが把握するのに時間を要した。休憩に行くことを優先するような質問をしていた。
⑫入院も自立して取れるようになってきて、今日は入院しか担当してなかったのに、業務が重なったことを相談してもいいのかなと思ってしまいました。一緒に整理してもらって、患者さんを待たせないように相談することも必要だと思いました。		⑪1 人で、抱えてたんだね。何に困ってたか聞けばよかったね。不安だったよね？	自立しないといけない焦りと不安を相談できるような質問や関わりができていなかった。
	しまったな。大丈夫としか聞かなかったし、1 人で対応したから、今日はペアとしてフリーの誰か、スタッフを決めておけばよかったかな。	⑬そうだよね。自分でしないといけないと思うかもしれないけど、みんな、多重課題を抱えたら 1 人では対応できないから、その時はペアでもいいし、リーダーにも相談してね。 （M 看護師がフリーだったため、ペアに組んだ）	報告・連絡・相談が必要だと入職時から意識はしていたと思うが、それをどのように、誰にするか、振り返りやリーダーの役割を再度、スタッフと周知する必要があるのか。

著者プロフィール

河野　秀一（かわの　しゅういち）

株式会社サフィール代表取締役
関東学院大学大学院 看護学研究科 非常勤講師
神奈川県立保健福祉大学 非常勤講師
https://www.saphir-me.com/
e-mail:kawano-s@saphir-ac.com

石川県金沢市出身。明治大学政治経済学部経済学科卒業。民間企業勤務後、医療法人グループの管理本部主任として、教育・研修・広報を担当。その後、学校法人国際医療福祉大学教育企画本部主査、伊藤忠人事総務サービス株式会社シニアコンサルタントを経て現職。
医療機関に対して、看護管理支援業務、人事制度構築業務（目標管理、職員等級区分・ラダー評価制度、給与制度）、評価者・管理者研修（目標管理・看護マネジメントリフレクション・リーダーシップ等）、各種コンサルテーション（人事管理全般に関する諸問題についての助言、指導）サービスを提供している。
著書に『看護管理者のためのSWOT分析超入門』『NG事例を赤ペン添削！　看護管理者のための 超実践 目標管理 考え方・立て方・指導の仕方』『看護管理者のための概念化スキルステップアップ』（いずれもメディカ出版）など。

教育担当者・指導者のための "気づき" で導く
新人・後輩・部下 看護教育リフレクション入門
―叱る・注意するだけの指導から脱却しよう

2024年4月1日発行　第1版第1刷
2024年9月10日発行　第1版第2刷

著　者	河野　秀一	
発行者	長谷川 翔	
発行所	株式会社メディカ出版	
	〒532-8588	
	大阪市淀川区宮原3-4-30	
	ニッセイ新大阪ビル16F	
	https://www.medica.co.jp/	
編集担当	猪俣久人／永坂朋子	
装幀・組版	株式会社アクティナワークス	
本文イラスト	株式会社アクティナワークス	
印刷・製本	日経印刷株式会社	

© Shuichi KAWANO, 2024

ISBN978-4-8404-8449-7　　　　　　　　　　　　　　　　Printed and bound in Japan

当社出版物に関する各種お問い合わせ先（受付時間：平日9：00～17：00）
●編集内容については、編集局 06-6398-5048
●ご注文・不良品（乱丁・落丁）については、お客様センター 0120-276-115